孤独症儿童潜能自然回归法

孤独症儿童教育转化新航线

贺永红 贺胜 著
[加]黄伊立

中国妇女出版社

图书在版编目（CIP）数据

孤独症儿童潜能自然回归法 / 贺永红，贺胜，（加）
黄伊立著． -- 北京：中国妇女出版社，2024.4
（孤独症儿童教育转化新航线）
ISBN 978-7-5127-2355-9

Ⅰ.①孤⋯　Ⅱ.①贺⋯　②贺⋯　③黄⋯　Ⅲ.①小儿疾
病－孤独症－康复　Ⅳ.①R749.940.9

中国国家版本馆CIP数据核字（2024）第015885号

项目统筹：廖晶晶
责任编辑：王　琳
封面设计：末末美书
责任印制：李志国

出版发行：中国妇女出版社
地　　址：北京市东城区史家胡同甲24号　　邮政编码：100010
电　　话：（010）65133160（发行部）　　65133161（邮购）
邮　　箱：zgfncbs@womenbooks.cn
法律顾问：北京市道可特律师事务所
经　　销：各地新华书店
印　　刷：小森印刷（北京）有限公司

开　　本：165mm×235mm　1/16
印　　张：13.25
字　　数：210千字
版　　次：2024年4月第1版　　2024年4月第1次印刷
定　　价：59.80元

如有印装错误，请与发行部联系

推荐序一

⭐ ⭐ ⭐

作为一名儿童教育工作者，当我拜读了这套"孤独症儿童教育转化新航线"丛书时，我对作者多年的实践和探索，不禁肃然起敬。

在当代，物质财富被极大地生产出来，人们对精神生活的追求越来越强烈。儿童成长需要良好的社会环境、学校的教育影响、家庭的关心支持。当前人口出生率／生育率下降，大数据／人工智能技术正在全面渗透每个家庭，儿童早期教育愈发受到重视。与此同时，儿童的学业压力加大，家长、孩子的焦虑上升，儿童心理健康教育和生命教育问题受到社会各界关注。2023年，教育部等十七部门联合印发《全面加强和改进新时代学生心理健康工作专项行动计划（2023—2025年）》，特别强调关爱学生的心理健康，提高学生心理健康素养。目前，我国孤独症患者已超1000万人，发生率一直呈现不断上升的趋势。孤独症是一类发生于儿童早期的神经性发育障碍，一般起病于3岁前，表现为社交障碍、沟通障碍等心理发育障碍，其患儿常被称为"星星的孩子"。它严重影响患儿的生活质量和社会功能，给家庭带来沉重的负担和难以承受的精神压力。许多家长苦苦探寻治愈之路，四处奔波寻求帮助支持，但现实常常让他们失望、沮丧。从业界得到的结论更多是"孤独症终生不可治愈"来看，孤独症已经成为一个世界级难题。

从北京第一实验小学退休的一级教师贺永红老师领导的实践创新团队，在将孤独症儿童教育转化成正常入学儿童这一领域，努力积累摸索了逾20年时间，近年又实地考察了北美的蒙台梭利教学法、大脑平衡康复法、华德福教学法，对比了地板时光等以行为主义心理学为基本原理的各种强化刺激、干预训练方法，先于业界归纳总结提出了自己的、具有中国独立知识产权、创新性地运用认知心理学与脑神经生理学公认的研究成果（脑神经网络的发育、分布、重组等基本理论观点），成功地推出潜能自然回归法——以人本主义心理学、脑神经科学、幼儿心理学、中国传统哲学为依据的，以"唤醒孤独症儿童自主意识下的主动行为"为核心目标的，系列心理学教育转化方法，以及课程、游戏、活动等教学辅助课件——取得了良好的转化效果和转化比率，给广大的处在迷茫或者绝望中的孤独症家庭带来阳光和希望。这一方法为从根本上解决孤独症这一世界难题尝试了一条新路。

本次推出的包含两册的"孤独症儿童教育转化新航线"丛书，乘教育部新增设孤独症儿童教育专业之东风，以朴实的理论阐述、翔实可操作的潜能自然回归通道阶段化描述与技术诀窍的披露，以简明扼要的"家长手册"、剖析焦点的家长教师问答等资料和点评，向孤独症儿童家长、大学相关专业师生、业界心理学教学科研人士、各界交叉学科的探索思考创业者，奉上了一套不多见的心理学与实践汇集的凝结之作。

我希望该系列著作及后续成果在不断完善、探索中，能够对中国博大精深的中医学有所借鉴，促进学术创新，拓宽研究思路；能够像播火者一样，在心理学界、幼儿教育界吹进一股化雨春风，能起到拨云驱雾、造福病童家庭之效果；并希望此方法能够引发共鸣，引起业界及全社会对孤独症儿童更大的关注，群策群力为国家出台相应的政策提供有益的参考；为中国孤独症儿童教育与预防、改善家庭教养环境、优生优育提供科学支持，走出一条切实可行的道路。

丛中笑　博士、教授
中国儿童中心原党委书记
中国家庭教育学会副会长
2024 年 3 日

推荐序二

★　★　★

　　黄伊立博士邀我为他参与编撰的"孤独症儿童教育转化新航线"丛书写一篇序。作为一名在发展心理学领域从事多年科研和教学工作的海外学者，我对孤独症谱系障碍（ASD）的诊断和干预一直都特别关注。ASD在儿童期的发病率相对较高，而且是一种复杂多样的神经发育障碍。患有ASD的儿童可能会面临各种挑战，包括社交和沟通困难、刻板重复行为、感觉过敏等。目前对ASD的治疗干预方法有上百种之多，可谓百家争鸣。这些干预方法包括认知行为疗法、应用行为分析、社交技能训练、交流和语言疗法、情绪调节和认知训练、家庭治疗、教育干预、药物治疗等。早期干预和个性化支持在改善ASD患者的生活质量和社会功能方面起着重要作用。

　　在神经生理学、认知心理学对幼儿大脑神经网络的发育和分布特性的研究日益取得进展的情况下，我欣喜地读到了这套"孤独症儿童教育转化新航线"丛书。作为一名心理学教研人员，我本不该妄为给另一跨学科的博士团队的专著写序，但是编撰者之一的黄伊立仅以他自学之初受我赠书并给予些许交流指导，就认我为师，且看到他们团队领军之人——贺永红老师跨世纪钻研直至花甲之年，一腔情怀投入解救"星星的孩子"的事业，让我不禁感到却之不恭而且也深为所动。不仅感慨有这样的退休华裔学者为解"星星的孩子"之倒悬，不远万里回居中国，十余年间往返奔波，为其团队的丰富实践操作经验整理出30余万字的一套书，更赞佩的是这个团队能在实践中摸索出一套整合人本主义心理学、认知心理学、脑神经科学、行为主义心理学有益元素的、独辟蹊径的教育转化方法。

这套丛书率先推进两册：第一册主要详述了潜能自然回归法——回归通道说实施的核心过程，并首次披露了大量的实施诀窍；第二册以直奔主题的方式通过家长教师问答展示了相关各界对如何促使"星孩转正"的探讨，对家长、教师最关心的问题进行剖析。为此，建议读者也可直接阅读该丛书的第二册，再根据需要来从头阅读全书。

到目前为止，ASD被认为是一种伴随终生的神经发育障碍，尚无特效药物或疗法可以将它完全治愈。据此，早期干预和综合治疗措施致力于改善ASD患儿的生活质量，并帮助他们发展出更好的社交、沟通和适应能力，以获得最大程度的独立和自主生活能力。由于自我管理和学校适应是基础教育的重要目标之一，该丛书的作者将ASD患儿能否转为正常孩子的"正常标准"定义为"将这样的孩子教育转化成能够独立上正常学校学习的孩子"是比较妥当、客观的。

虽然当前对ASD的干预法不下百种，各种干预的侧重点也有所不同，但对于"干预要趁早"这一点是有普遍共识的。在儿童发育早期，大脑可塑性最高，儿童对教育干预和学习更具响应性。通过及早诊断和教育干预，可以在儿童的关键发展阶段引导、唤醒他们的主动行为意识并发展出更好的技能和能力，从而改善他们的生活质量，并最大限度地发挥他们的潜力。该丛书所代表的方法，从脑神经网络发育不完备，局部脑区发育错乱入手，设计相应的课程来调动、提升孩子的最大兴趣阈值，以此来打开他们的感知、情感之窗，促进其大脑发生变化，逐步达到生理、认知的同步均衡发育，在一定意义上为这一领域脑神经科学的进展，从教育转化层面提供了佐证。

该系列方法把核心目标定为"唤醒孩子主动意识下的自主行为"，并形成长期的主动行为意识（ABC），使行为与大脑皮层形成连接，而不是停留在刺激—反应的初级动作水平上。这使他们的方法扬弃旧有的行为主义的行为强化干预训练（ABA），与时俱进地发展为新社会环境下的、人本主义的ABC。这种在脑科学研究基础上，系统性创造性地整合以往相关理论和实施教育干预，并强调人的主观体验、自我意识、个人成长和发展，从积极的角度看待和理解人类的行为和心理过程的方法是非常值得肯定的。

值得注意的是，任何一种治疗干预方法都会随着时间不断发展和改进。我们需要严谨的科学研究和临床实践持续推动这些干预方法的进步，以便更好地满足 ASD 患者和他们家庭的需求。虽然目前尚无特效治疗方法来完全治愈 ASD，但随着科学研究和检测手段的不断进步，我们对 ASD 的理解也在与时俱进。这套丛书及书中所述的教育转化方法无疑为科学研究和实践提供了一个新的视角；对持续关注和深入研究 ASD 及进行教育转化，从而最大限度地提高 ASD 患者的生活质量具有积极的促进作用。

祝愿 ASD 教育领域实践与创新再上层楼，取得硕果。这是一代教育工作者的共同心愿。

刘莫威　博士

加拿大多伦多特伦特大学心理学院副教授

2023 年 7 月 24 日

自　序

⭐　⭐　⭐

我叫贺永红，1957年出生于四川省蓬安县，22岁从蓬安县红旗小学（现城东路小学）踏入教育这个"太阳底下最光辉的行业"，最后从北京第一实验小学退休，从教40余年，获得过多项荣誉。秉承"小车不倒只管推"的精神，虽年过六旬，我仍然继续奋斗在教育岗位上，为孤独症（及谱系）儿童康复转化尽绵薄之力，且小有成效！

我是机缘巧合走上了这条路的。早期在小学做班主任的时候，班里总是时不时地有那么几个比别的孩子"特殊"的学生。他们在班里没有朋友，也不跟别人交流，学习起来也很费劲。当时我们国内还没有孤独症（及谱系）的概念，也不像现在一样入学前会进行筛查，一般就把这种孩子归于"弱智"。所以，这类儿童能够跟普通人一样上小学。由于他们各方面的能力总是相对落后，班里一旦有一个这样的孩子，老师就很头疼，觉得怎么努力教学都不见效果，都把这种个别生当"弱智"看待，同学也不喜欢自己组里有这样的同伴，因此师生均有一些歧视现象，导致这类孩子基本处于被放弃状态。看着孤立无助的孩子，作为班主任的我心如刀绞，出于同情心和责任感，决定要尽一切可能去挽救并帮助他们，不让班里任何一个同学落下。于是，我开始自学，大量查阅和参照国内外类似"差生"转化的案例，在方法上探索总结，试着改变他们，并且取得了很好的成效。曾经有一个孩子5年都需要补考才能升班，经过我的教育转化，他期末考了90分。这让学校领导和老师们都很惊讶。

退休后，我继续从事教育工作，在北京大学进修了心理学本科课程并取得了自考合格成绩，同时又自学了各大心理流派方法的运用，包括后现代心理学的学习和探索，升华了自己的教学方法。当然，我的精力大部分还是集中在一些学习注意力不集中、学习困难，特别是数学学习困难的孩子身上，将他们从班里的差生变成班里的尖子生。这样的例子不胜枚举。

后来，贺胜老师说服我："提升成绩只是锦上添花，但是改变特殊儿童却是拯救孩子的一生，挽救一个家庭！"这句话深深地打动了我，于是我放弃了过去学科教学积累的经验，把全部精力放在了孤独症（及谱系）儿童身上。在 20 多年的特殊教育转化过程中，随着案例的增多，特别是成功案例的支撑，我在一个孩子一个样的表现中，发现他们其实是有非常多的内在共性的，并且在逐步引导孩子走向社会化的过程中抓住了有章可循的规律。

在逐渐摸索和完善过程中，我总结出一整套方法，创立了潜能自然回归法相对完整的体系，并通过传帮带，培养了一个能够贯彻落实转化体系且技术过硬的"潜智树人"教师团队。经过十几年的摸索总结，伴随着更多案例的出现，潜能自然回归法康复过程中孩子的阶段性轨迹也逐步清晰。多年来，家长们都建议我把潜能自然回归法总结出书，便于他们能够理论化、系统化地学习。可我这个人"做"和"讲"不需要任何准备，但是写作确实不是强项。

2020 年，贺胜老师主动担任起了写作任务，总结整理出潜能自然回归法的理论和实际操作的阶段性成长转化过程，以及我多年实践出的关于孤独症（及谱系）孩子教育转化的方法等约 22 万字的初稿。他通过整理我给每个家庭的大量指导录音，编写了教育转化各个阶段的内容。又经王光亚老师推荐黄伊立博士的参与，在"潜智树人"团队的共同努力下将这些内容进行完善，最终形成如今的文字内容。

原本我们是想先按照理论、阶段性、问答这三个部分分上、中、下三册出版，后听取出版社意见把理论部分放到后期再出版。但是，考虑到直接进入阶段性转化的内容有些突兀，容易让人不明所以，所以我们将理论部分有助于理解阶段性转化的内容单独提炼出一部分放在每个分册的开篇，形成全两册的"孤独症儿童教育转化新航线"丛书。本套丛书的第一册主要阐述了教育转化过程中十几个阶段、六十几个时期及特点；第二册根据日常工作中遇到的具体情况，整理出教师和家长的常见问题及解答。

借此篇幅我想表达一下对我的儿子贺胜老师的感谢，他于北京航空航天大学毕业以后放弃高薪工作，和我一起投身特殊教育事业，与我共同创办了"潜智树人"，并对本书的出版投入了大量的时间和心血；感谢黄伊立博士能够应邀参与，让"潜能自然回归法"整理成书，并积极推动出版；感谢做协调工作的王光亚老师，她起到了重要的不可替代的作用；还要感谢我亲爱的团队里面的每一位成员、战斗在一线的"潜智树人"全体老师，以及胡嘉老师带领的资深团队，让潜能自然回归法实施到位并收到这么好的效果！非常感谢中国儿童中心原党委书记、中国家庭教育学会副会长丛中笑教授和加拿大多伦多特伦特大学心理学院副教授刘莫威博士，对我们的理论与实践成果的肯定和支持，并为本书推荐写序；更要感谢中国妇女出版社副总编辑廖晶晶带领编辑团队对我们的支持和鼓励，让我们能够为更多孤独症孩子和焦虑无助的家长做一些力所能及的事情——是你们所有人的努力使得我们的这套书得以面世。

希望我们多年的探索和经验能够解救更多的"星宝"，同时能够帮助更多处在困境中的家长。今后，我将继续努力学习探索和改进方法，希望能够更好地为社会贡献微薄之力！

贺永红

2024 年 1 月

前　言

⭐　⭐　⭐

对于包括孤独症（及谱系）儿童在内的所有儿童而言，最大的外部环境就是家庭环境，最直接的影响因素就是家长。回顾整个孤独症（及谱系）儿童的康复历史，几乎都仅想着从孩子的行为动作入手，而忽略了孩子的心理变化和家庭环境氛围对孩子的影响。我们看到了这一空缺，除了在课堂上用特殊的游戏方式入手去感染和影响孩子外，我们还强调要改变家长的教育观念。因为孩子在进入各个阶段之后，状况是变化的，那么对于家长的要求也应该是动态对待和配合孩子的变化。所以，家长的改变也是至关重要的。

方法应该随着最新的科研成果而升级

传统的行为强化干预训练方法，主要依据是以动物为原型的行为实验。但孤独症（及谱系）儿童所缺失的核心问题是语言—认知—社交。心理学发展更新迭代，而潜能自然回归法不仅运用了行为主义心理学，还运用了认知心理学、人本主义心理学、儿童发展心理学，也借鉴了镜像神经元理论。其中，人本主义心理学作为潜能自然回归法最重要的核心思想，其本身已经发生了天翻地覆的变化。

20世纪90年代的研究发现，人类在学习语言的过程中是通过概率统计的方式习得的，并且通过对处于语言发育阶段儿童的观察实验，验证了这一发现。

既然人类是通过概率来分析并习得语言，那么简单机械的强化重复训练方法，导致一堂课下来所有音节组合出现的概率都是完全一样的，让孩子无法通过概率语言来筛选和学习。这种死记硬背的刻板记忆，即使是正常儿童也不容易学会啊。

同样在20世纪90年代，镜像神经元理论创立，虽然因为医学伦理原因无法在人类身上做实验，所以学界对此理论还存有一些争议，但是通过在人类的近亲猩猩身上的实验，结果也没有被证伪。这个理论简要来说就是每个动作，包括语言发展，不用一点点分拆式地去教才能学会。如果不能学会，那么只要不是器质性问题，大概率都是脑神经连接出了问题，这是由认知心理学和脑神经生理学研究证明的结论。同时，镜像神经元理论还告诉我们为什么人类有共情现象，比如：当同伴开心的时候，我们也能感受到快乐；当同伴哭的时候，我们也能感受到悲伤。这一切都是建立在自我意识产生、原始功能退行的基础上的。我们说，孤独症（及谱系）的产生就是发生在个体由原始性向自我存在性转化的过程中。我们创立的回归原点理论，就是建立在孤独症（及谱系）儿童的这一共性基础上对成功实践的总结。

相反，观察那些经过长时间传统训练后的孩子，他们中有些人会有面部扭曲或行为怪异等问题。传统方法总认为完成任务式地拉着两个孩子握个手、换个东西就算社交，可这样做，孩子并没有情感上的反应。很多人恰恰忽略的就是社交的基础，即共情。我们在任何环境下看见陌生人，如果这个人没有呈现情绪变化，没有表现出笑容和友好，我们大概是不会有跟他交流甚至做朋友的欲望吧？本来哭是一个孩子的真情流露，是声泪俱下的哭，笑是由衷的开怀大笑。可训练出来的孩子，笑是刻板的假笑，即使不开心，哭也是没有眼泪的干号。对于这些孩子来说，最大的悲哀不是得了孤独症（及谱系），而是被刻板地训练成了机械表情的样子，加重了刻板程度。在创新实践过程中，我们认为时代在向前发展，任何好的方法自然应该随之调整，与时俱进，守正创新。

同时，我们也会在将来的教育转化实践中继续努力，争取探索研究出进一步的孤独症（及谱系）儿童社会化程度更高的成果。

潜能自然回归法的不同

我们认为要想教育转化孤独症（及谱系）儿童，首先要以正常人的角度去看待他们，搞清楚正常儿童怎么习得、提升、应用语言，怎么认知，为什么要社交，怎么获得社交技能等。而不能简单机械地训练他们，甚至逼他们简单重复地去模仿。只有这样才能够帮助到这些孩子，让孩子逐渐回到正常儿童的轨道上来。这也是本方法与传统行为强化训练方法的根本区别。

大脑运作基本靠的是电化学信号，康复方法必须顺应大脑的工作模式，才会产生多巴胺与内啡肽等化学信号，激活整个脑神经网络，让孩子获得成就感与满足感，愿意去进步成长。这整个过程的前提就是我们课程核心的"先跟后带"。

下面就通过孤独症（及谱系）儿童最核心也是家长最关注的语言—认知—社交，来简明阐述潜能自然回归法相对于传统方法不一样的观点和处理方式。

语　言

关于语言，很多人认为孩子不说话是嘴部肌肉和气息的问题。这是人们的认知出了问题。为什么会出现这种现象？归根结底是对于语言的含义产生了误解。人类的语言是用来表达自己思想的，是社交的工具，而不是无意义的发音。其实对着空气或者对着卡片叫妈妈，和对着妈妈叫妈妈是不一样的概念。哪个是真正意义上的语言是不言而喻的！因为交流的欲望才是语言产生的前提。

潜能自然回归法之所以要体现"自然"二字，是因为目前已经知道人类是通过概率分析学习语言的，即语言是通过积累和自然习得的。虽然孤独症（及谱系）儿童因为某些原因错失了语言的关键发展期，但依然是自然习得的方式最适合人类大脑。他们可能会比适龄儿童发展得慢，但这确实是现今状况下最有效的方式。

所以，我们采用先跟后带的方式，与孩子产生同频共振——不是让孩子跟着老师的节奏，而是老师跟着孩子的节奏。这种方式能够让孩子放松、放下心中的防备，所以要先跟；放下了防备，老师才能去带他们的节奏，而且他们也才会愿意跟着老师的带领逐渐走出来，即后带。

这是第一步，即解决愿不愿说的问题。可能这些孩子在成长过程中由于家里溺爱照顾得太好了，孩子根本不用说什么家长就一应俱全地搞定了，造成了孩子没有必要用语言传达需求。也有可能是，孩子长期被家长严格地纠正，自己的想法得不到认可，造成他不愿意表达自己的意愿。不管哪种情况，我们必须先解决孩子愿意表达的意愿。前提是激发孩子的情感，让孩子有能力表达感情，继而产生共情。能够与人共情的感情表达是社交的基础，有了感情才有社交的欲望，才会出现社交语言。老师要抓住这一闪光点给孩子及时、适当的鼓励，而不是急于去纠正发音不准、表达意思不准的问题。

第二步是能不能说的问题。语言是大脑各脑区相互配合——有组织语言的，有控制肌肉的——最后通过发声器官的肌肉群协同发出来的。所以，正常的课堂场景可以刺激组织语言的威尔尼克脑区，再通过课堂上老师的善意模仿、镜像互动等方式调动控制发声的布洛卡脑区配合，让孩子在放松环境中不知不觉、自然而然地产生对语境语言的理解，以及对中心词的尝试性表达，逐步实现语言的准确性表达。

第三步是说得好不好的问题。这里就牵扯到复杂的认知，只有认知提升了才能组织更复杂的语言。同时还牵扯了社交方面的内容，孩子想扩大自己的社交圈或者在社交圈内提升自己的地位，才会在语法和语义等方面继续进步。

三个步骤都是在内在驱动的情况下才能够完成推进。而传统强化训练方式一开始就要求孩子字正腔圆、语法完整。我们曾经亲眼见到一个孩子看见香蕉想吃，说"香蕉"，并且上手去抓。老师的第一反应却是迅速把香蕉举高并对孩子说："说——我要吃香蕉。"而这个孩子在多次无果的情况下选择了放弃——不吃了。这不但打击了孩子当时为了得到香蕉而表现的积极性，而且没有达到老师想让他完整表达的效果，还将孩子说话的意愿打压了下去。

"我"是代词，"要"是连词，"吃"是动词，"香蕉"是名词——孩子都还没理解这些词的意义，发出这一串音有什么意义？从人类自然进化的角度看，经历几十万年人类才进化出语言及学习语言的过程，形成了对于肌肉控制的编码。这个过程的复杂度超乎想象，我们也只能去利用、顺应这一过程，而不是想着去改变。逆天而为只能把原本有序的编码搞乱，孤独症（及谱系）儿童问题的根本是肌肉控制出了问题，根源是编码错乱。

因此，解决这些问题相对快捷的方式是：遵循"先解决有没有，再解决好不好"的原则。

认　知

认知其实不是单独存在的，是和语言螺旋上升的一个发展过程：伴随认知提升，语言的丰富度才会提升；认知提升与社交的欲望和能力的提升是相辅相成的。认知是对感知的事物的理解和思考，而不是简单的认卡片。有个家长说："我的孩子认知没问题，在某某机构学习认识了很多卡片。"但奇怪的是，当我拿出相应的实物时孩子却不认得。这种机械式学习造成的结果就是，孩子对着卡片叫妈妈，见了妈妈反而不知道是妈妈了。还有一个爸爸给孩子一根剥开一半皮的香蕉，孩子说是玉米，原因是卡片上的香蕉是没有剥皮的。

这两个孩子都是我们这里的真实案例。对于第一个孩子，我们也搞不懂，妈妈就在眼前，天天见得最多的就是妈妈，为什么还要管卡片叫妈妈。第二个孩子就属于认知维度没有上来。

人类认知外界是通过五感：形、声、闻、味、触。认卡片看上去只有形和声，少了三个感觉，但是形和声也不完整。人是三维视觉，卡片只能提供二维图像。所谓的声也只是听老师的声音。可见，孩子通过此种方式对于事物形成的最基本的认知是不完整的。

香蕉也好，苹果也罢，看上去什么样子，吃起来什么味道、口感，闻起来什么气味，摸上去什么手感、温度和重量，吃和摸起来会发出什么声音——这才是人对于一根香蕉或一个苹果的全面认知。它依据的是认知心理学中"记忆的多维存储理论"。这种认知是可以独立判断的，比如只通过尝就知道是香蕉还是苹果。同时，完整的认知是可以相互印证判断的，比如一直见的都是红苹果，给孩子一个青苹果，除了颜色对不上，其他感觉都能对上，孩子可以通过已知条件判断出这个是苹果，并且还知道苹果可以是青色的。这才是完整的认知。并且，孩子经验提升了，还会发现哪种颜色的苹果大致对应什么样的味道。

一个简单的吃苹果的例子就能说明认知是什么。认知是一个通过自身学习及总结经验，融会贯通，能够应用，且不断改进的过程。认知有一个大脑加工的过程，在生活和学习、工作中失败了会总结失败的教训，成功了会保留成功的经验，能够自我不断迭代提升。

社　交

孤独症（及谱系）的核心问题就是社交，语言和认知都是为了社交服务的。人是社会性动物，而且我们的祖先因为成功将社团规模突破150人，从而在众多古人类中脱颖而出，甚至能够建立几十万乃至上百万人的协同工作。社会科学是一门相当庞大的学科，我们每个人都是社会齿轮中的一分子，可能作用不同，但是都要参与到社会齿轮的转动中来，不是简单的握个手和机械性问声好就能解决的。

比如，传统强化训练方法让孩子选东西必须选一个，且只能选一个，然后说孩子会选择了。这种只走形式的选择没有实际意义。无欲无求的孩子刚开始就是不会选择，或者有了情感的孩子没有喜欢的东西也可能不选择。孩子不会选或者不选，我们也要尊重他们。接受了我们的阶段性转化的孩子到了后期（膨胀期），可能什么都想要，我们也要前期先满足孩子对外界物质的欲望，等后期孩子建立了"物权意识"之后，再按步骤逐步"收网"。

比如，有的人认为：让孩子跟别的孩子或者老师交换手里的东西，孩子就是会交换了。甚至为了交换而交换，塞给孩子一个东西让他去交换。这种所谓的交换是没有实际意义的。真正的交换，是孩子对于自己和对方手里的东西有了价值判断，同时认为自己不亏，才会发起交换。孩子自然而然地不会自己吃亏让着对方，发展到更高境界时自己和对方都能从交换中各取所需。

选择也好，交换也罢，看似平常的行为背后牵扯到欲望、胆量、认知等诸多能力的综合体现。也许做做样子的选择和交换在传统强化训练方法里就算很成功的社交了，但在我们的体系中只是开始。因为这样孩子还不足以融入社会。

真正的社交需要有朋友，有圈子。交朋友起码要学会取舍，社交欲望会驱动孩子去学习提高自己，圈层这个概念在孩子中也是有的。孩子的特点是任何时间、任何地点，不管认识不认识，一会儿就形成一个小圈子，自己参与其中玩上了。那么，每个圈子中的孩子必定是爱好相当、能力相当的。

比如，一个圈子里的人都在聊奥特曼，孩子想融入至少也要了解奥特曼，才能够有共同话题。他如果去和圈子里的人聊汪汪队，他在圈层上就与其他人差了一些，混不进这个圈子。想踢球，他也只能跟水平差不多的孩子踢，想跟踢得更好的孩子一起，自己就要加紧苦练提升踢球水平。

潜能自然回归法不用终生训练

潜能自然回归法系统、整体地关注孩子发展，让孩子进入到正向的积极良性循环，为了社交自我提升、自我学习。谁都想上红榜、当着全班的面被表扬，因为被关注成为焦点是社会化人类的天性。良性循环中的孩子知道此时此刻应该做什么，所以这些孩子将来在校园里的人际关系、学习都不用家长过于发愁。这符合马斯洛需求层次理论中，人类个体为了改善生存环境的内在动力说。

电脑有电脑的运行法则，我们需要掌握电脑的语言才能够让电脑发挥出全部的功能，输入错误的语言电脑也会报错。人脑有特定的模式，妄图违背它工作模式的方式去强行训练它，结果就是终生训练。任何训练都必须符合大脑的工作模式，才能让它回到正常的发育路径和顺序，才能进入良性循环。

毕竟，贺永红老师最开始就是从让这些孩子逐渐接近正常儿童，进入良性循环开始，使自己逐步进入这个特殊行业的。这样的经历、这样的高度也是传统强化训练方法无法达到的。

拿所有家长最关心的孩子语言发展举例，基本上所有家长最开始去医院给孩子做检查都是因为语言发展落后于一般儿童。真正用于人类社会交流的语言，在自然回归过程中，一般是在孩子经历过"动物性"的复演后，向

"人类社会性"回归时才会出现的。

同时，我们也不赞成那些只追求几个字的语言功能表象的、急功近利式的语言训练，这不符合正常孩子发育的规律。就像在荒地上插上没有根的花，那样的语言是无法存活的，因为它不是主动意识下的语言，不能作为交流沟通的媒介。这样的语言连起码的工具性也没有达到。

初期，可以简单地说"语言只是个工具"。而且语言发展是被生存需求和社交需求驱动的，是随着认知的提升而提升，是相辅相成的。这么多年来在一些传统的训练方法中，语言训练就是单纯的训练发音，是鹦鹉学舌，是复读机，是称不上人类语言的、没有主动意识下特定含义的声音，不是自主语言。没有认知作为支撑和明确的社交目的语言，只能叫发音，就是孩子不断地被训练，终于发出了那些类似的音节而已，孩子根本不知道自己说的是什么。伴随着孩子的认知发育，语言隐含的是提升所有方面认知过程重要的核心技能，是智力发展的远程运载火箭。一个孩子如果不能跨上真正意义的语言台阶——发展出有含蕴的语言——他想得到以后更高阶段的认知发展几乎是不可能的。（哑语也是一种不用发声就能完成社会交流的有含蕴的语言，由此可见，发声并不完全等于语言。）

语言在潜能自然回归法中也是水到渠成的事，是穿插在所有康复转化阶段中的，是和孩子整体能力一起提升的。只有有了对认知理解的表意语言，才能算是自主语言，才能用于社交功能的发展。所以，我们的阶段成长课程中没有专门脱离实际交流的语言训练，都是在与孩子互动的过程中，在孩子和老师共同语言环境中发展孩子对事物的认知和语言的。同时，我们非常重视对模仿能力的启发和培养，而有效的模仿力又建立在萌发自我意识的基础上。因为只有在模仿力的推动下，孩子才可能诞生出水到渠成的语言，以及后续功能更为复杂的重要学习过程。这可能会让有的读者和急于求成的家长很失望，但是如果忽略所有的基本功能的发展来专注语言训练的话，就会无形中阻止孩子的多方面能力同时发展的步伐。因为这不符合自然规律，孩子会出现过多大脑资源被所谓语言训练所占用，而耽误其他方面发展的问题，可能会造成其他刚刚启动的功能又出现退步的现象。

因此，建议对孩子的转化要有整体观，要有全方位且因人而异的配比课程设置，最主要的是尊重个体化的成长规律，同时又与符合共性化的成长规律相结合。切忌碎片化地追求眼前的行为动作的训练，如果孩子没有主动意识，即使有了一些行为动作，也是不能根据具体场景和不同的人与事物变换的。而社会是变化的，牛头不对马嘴的交往是无效的，社会功能不仅仅是说几句话，还要会解读对方的意图、友情、善意还是恶意等，从而才能提高社会交往活动的有效性和安全度。

为了能够达到逐渐接近正常儿童的社会功能，孤独症（及谱系）儿童需要接受一系列潜能回归的教育转化课程，同时还要经历约十个阶段性成长和六十几个时期，波浪式前进、螺旋式上升的潜能回归过程。由于在这些过程中大多数孩子出现的问题和状态都比较相似，因此我们形象地称之为"潜能自然回归通道"。需要申明的是，这些过程及通道，是孩子的潜在能力被激活启动自然而然形成的，是非人为的。不是任何人能够脱离孩子本身的状况而人为操纵的，它是孩子潜在的能力启动以后的，相对有共性的一些现象及表现，就好像在自我检测、自我修复的阶段，我们发现一旦被人为地干扰，就会出现徘徊不前的现象，直到排除或者冲破这种不利于前进的外力，比如贺老师苦口婆心劝说家长不要不顾孩子现状一厢情愿地去训练，才会继续跨越未完成各阶段的台阶向上迈进。

那种反复机械训练的方式是与潜能自然回归法不相容的，一旦形成不假思索的习惯性行为，容易产生对大人的依赖性，不利于孩子自主意识的建立！

本系列丛书对此有比较详细的阐述。

致读者

★ ★ ★

在这里，我们先要对年轻的家长们说的一句话是：

"只要选对了方向和路线，你的孩子也一样能够接近或成为正常儿童！"

孤独症又名自闭症。从无数实际案例中总结出，这类人群并不一定像人们曾经认为的是没人陪伴而孤独，更多的是他们过于丰富的内心感受没有得到家人的关注和关爱，最后无奈地选择了自我封闭来消极抵抗外界的影响，逐渐形成了自我封闭的状态，既屏蔽了外界信息刺激的输入，又减少了对外界信息的处理和输出，久而久之只能采取"自我封装"的状态，即被称为的"自闭"。家长通常过于关注的是，孩子的吃喝拉撒睡是否符合育儿教科书上的科学和规律，结果使这些过于聪明、过度敏感的孩子在情感上长期得不到满足，可又对外界教养环境无能为力。因此，"自闭症"这个词更能反映过程的成因。但由于社会上普遍采用"孤独症"这一命名，所以本书中我们较多地采用了"孤独症"这个名称。

孤独症是一种病吗？当你读到"孤独症不能简单归为一种病，而且孤独症（及谱系）儿童在一定条件下可以'教育转化'为正常儿童"这句话时，一定会像所有人第一次读到时那样惊诧！等你彻底了解了潜能自然回归法以后，或许你会完全改变过去的看法！孤独症（及谱系）儿童，包括多动症等各种有问题行为的儿童，基本是神经敏感型的儿童。前语言期直至语言发育和社交能力发育期间，他们的大脑一方面接受了过多的感官信息，激活和超前发育了一些并非维持生理需要的特殊功能脑区，导致基本生理功能发育的迟滞；另一方面，他们的家长过度照顾，导致他们体验不到来自饥渴等生理方面的正常刺激，妨碍了低级功能的启动，更妨碍了向高级功能的发育和发展，延缓了大脑神经网络的生长和延展，使得超前发育的紊乱脑神经网络不当地保留了下来，为大脑发育的不平衡埋下了种子。在 2 岁左右，当大脑发育进入社交行为特殊阶段后，由于大脑发育不平衡导致婴幼儿缺乏语言，或者虽有语言却无社交能力，并伴随着其他各种问题行为集中地表现出来。例如，认知障碍、语言社交障碍、兴趣狭窄和行为重复刻板等。

人类个体的基本生理功能发育大体分为两类：一类是遗传赋予的、可以自然发育出来的，另一类是需要伴随出生后的学习过程才能正常发育出来的。基本生理功能发育的迟滞影响到认知功能发育，认知功能发育的迟滞又影响到无法形成正确的学习过程，进一步加剧了大脑各项功能发育的不平衡，反映为脑区发育顺序改变（无器质性改变但功能出现了紊乱）。所以，任何一种针对孤独症（及谱系）儿童的教育转化法都应该从调整、恢复大脑正常功能开始。而那些传统行为，强化训练仅是为了改变儿童的外在行为，几乎不与人脑的思维意识层面连接，最终十有八九会走向终身干预的地步！因为世界是千变万化的，社会活动更是无章可循的，那些不假思索完成指令的近乎条件反射的行为，是无法适应人类社会的社交活动的。

因此，一种正确有效的教育转化实践方法，最根本的是要促进儿童完善大脑神经网络的发育和发展。这才是正确的技术路线。

孤独症（及谱系）是由基因所决定的神经敏感型人群，在婴幼儿期（2 岁左右），大脑发育进入社交行为的特殊阶段前，一些特异的功能未按照维持生存所必需这一原则设定的顺序发育，而在外界的刺激下超前发育了，导致大脑左、右半球发育出现不平衡，部分脑区之间的连接网络紊乱，引起成长期间产生各种问题行为的特殊表现。因此，其又被称为"孤独症谱系障碍"（ASD）。每个人都不同程度地存在神经敏感性，即便对于孤独症（及谱系）儿童，它也反映了事物的两方面。在本书中，潜能自然回归过程因势利导、掌握得度。目前，越来越多的研究人员、教导人员正在从原有的传统方法的迷雾中走出来，选择了从脑神经网络连接对孤独症（及谱系）的影响进行研究的技术路线。

潜能自然回归法秉持科学的教育转化方法，不强调康复、介入这些概念，不采用任何外科手术方法，也不依靠药物，而是借鉴认知与大脑正确的工作方式的实验成果，以人本主义心理学、认知发展理论等为指导，来设计专门的课程和活动。首先帮助孩子回归到发育原点，唤醒孩子的自我意识和对周围的感知，复演人类的进化过程，重新回到正常婴幼儿脑区发育的自然顺序，在促进生理功能发育的推动下，借助大脑的用进废退原理，从根本上改善紊乱的脑神经网络，逐步消除问题行为的发生根源。这种称作"潜能自然回归"的方法，把每个有问题行为的儿童作为一个单独的个体，同时又抓住他们的共性，为他们设计和实施了一系列教学方法和活动课程。我们把这个实施过程称为教育转化过程。它成功地实践印证了各方近年在《孤独症研究》（*Autism Research*）发表的论文中相似的技术路线下得出的一些成果，从扩大、增加兴趣活动，锻炼平衡能力和增加感官刺激开始，唤起幼儿主动参与运动的欲望，辅助各种专门设计的课程，并以脑神经网络在自然回归过程中神经网络的紊乱是否得到改变和重建为判据。它回归婴幼儿大脑发育原点（乳儿期大脑所处的自然平衡的发育状态），重回功能脑区发育的正常顺序和促进脑区间的长程脑神经网络的发育和发展，使孤独症（及谱系）儿童的大脑按照正常顺序重新发育——各项基础生理功能被重新唤醒，并依次发育出各项常规功能对应的脑神经网络。依据认知发展原理，在此基础上组合生成各种主动意识下的行为，使孤独症（及谱系）儿童转化成有独立生活、学习、工作能力的正常社会人。这是一整套真正可以做到抛弃所谓的终生训练与干预的、科学有效的教育转化方法。由于该方法最大可能地改善了大脑神经网络的紊乱，所以可以做到成人后基本不留痕迹。而且，神经敏感型的特征是伴随遗传基因而来，只需要发挥它的优势、平衡它的不足，使这一群体具备正常生活能力并可结婚生子，而不需要所谓的终生干预训练。

研究与实践表明，人类的大脑和脑神经网络始终经历着一个动态发育、发展、重组的过程，能否始终保持在正确的发育轨迹上尤为重要。人类出生后与生俱来的几项基本生理功能在大脑中构成一个个点，最初的点与点之间必然有脑神经纤维束进行连接成为网络。这些点和网络每时每刻都在工作，传递信息——脑神经递质，也在不断地完善。根据用进废退原理，它们会变得日益茁壮，并且随着生理与认知发育的日益升级、学习过程及对应脑区的加入，它们也由点扩大成面，再拓展到立体空间——形成功能专门化的脑区。脑区间通过网络的连接，传递神经递质的效率也会不断提高。这样的神经网络就成为各脑区间长程连接的神经网络。其中最重要的变化发生在两个时期：在婴幼儿期，这种重组是与必要的生理功能的发育相辅相成的；在青少年至成人期，是与个体的学习过程——学习能力增长相辅相成的。本书的潜能自然回归法能取得成效的关键是，先正确地选择了完善大脑神经网络这一技术路线，并且抓住了关键期，以不同的教学内容推动孩子生理功能、认知功能、语言社交功能的平衡发育。

第一个关键期（1～6岁）是孩子的大脑发育并为尔后的人生打好各项基础的重要时期，也是教育转化孤独症（及谱系）儿童的潜能自然回归法最能发生效果的时期，因此被称作"黄金窗口期"。

本系列丛书系统地介绍了潜能自然回归法，并配有家长和教师常见问题及解答，指明了教育转化孤独症（及谱系）儿童的一条正确的、成功的技术路线。可作为专业教师在进入本行业前学习掌握正确教育转化方法的参考，亦可作为家长认识、理解、接受本方法时的引导。

要想使孤独症（及谱系）儿童有机会被教育转化成正常儿童，消除各位家长最终不能陪伴孩子终生的担心，请记得管理学大师彼得·杜拉克的一句名言：

"首先选择做正确的事，而不仅仅是正确地做事。"

欢迎你也步入正确的教育转化之路，与我们同行！

目 录

✦ ✦ ✦

导 言 / 001

对康复阶段性的总体介绍 / 014

✿ 混沌阶段篇

第一章　混沌阶段 / 024

漠然无畏期 ／ 024

漠然无畏期的原因 ／ 025

走出混沌阶段在于建立自我意识 ／ 030

✿ 情感启动篇

第二章　情感启动阶段 / 034

分离焦虑期 ／ 035

无故哭闹期 ／ 039

无故开心期 ／ 049

无故哭笑期 ／ 051

✦ 大脑唤醒篇

　　第三章　大脑修复阶段 / 058

　　　　类倒时差期 / 059

　　　　沉睡修复期 / 061

　　　　精力充沛（旺盛）期 / 064

　　　　"不吃不喝"期 / 065

　　　　布朗多动期 / 070

　　第四章　大脑活跃阶段 / 073

　　　　泥鳅期 / 073

　　　　犯坏期 / 075

　　　　耍心眼期 / 076

　　　　试探红线期 / 077

　　　　撒谎期 / 084

✦ 情感思维篇

　　第五章　情感完善阶段 / 088

　　　　恋母（仇父）期 / 088

　　　　亲师期 / 091

　　　　亲父期 / 092

　　　　亲家人期 / 092

　　　　关注他人期 / 093

　　　　抢师期 / 095

　　　　同理同情期 / 096

　　　　追随同伴期 / 097

　　　　"攀高枝儿"期 / 097

第六章　认知拓展阶段——破完美阶段 / 099

独处沉思期 / 100

自主思维拓展期 / 102

自主语言萌发期 / 104

对外否定期 / 110

完美保持不降期 / 112

故意回避期 / 115

偷学交往期 / 117

✿ **自我（向外）突破篇——走出"自闭"的标志**

第七章　自我膨胀阶段 / 120

自我中心期 / 120

占有欲期 / 121

认知多动期 / 125

认知暴走期 / 127

超越刻板期 / 130

突破暴力期 / 132

制高点期 / 136

反抗厌课期 / 141

"老子天下第一"期 / 143

自信建立期 / 144

第八章　人际交往阶段 / 148

试探交往期 / 148

异龄交往期 / 149

同龄交往期 / 150

主动交往期 / 151

"拉帮结派"期 / 151

出谋划策期 / 152

引领同伴期 / 154

✦ 自我（向内）完善篇——走向正常的标志

第九章 规则道德阶段 / 156

打破固执期 / 156

明理期 / 157

突破底线期 / 159

承担责任期 / 159

遵守规则期 / 160

道德进化期 / 162

第十章 智力学习阶段 / 163

拼装游戏期 / 164

假想游戏期 / 167

智力游戏期 / 169

学习养成期 / 172

学习达人期 / 175

第十一章 自由人生阶段 / 176

自我规划期 / 176

自我实现期 / 177

快乐人生期 / 178

写在后面 / 179

　　潜能自然回归法是由贺永红老师创立领导的一种教育转化孤独症（及谱系）儿童的系列方法与课程的总称。其坚持以人本主义心理学为主导，经过二十多年教学实践，已帮助许多孤独症（及谱系）儿童回归正常社会生活。该方法中涉及的知识点较多，下面进行简单的介绍。

1. 过往，在针对"教育转化／干预训练"与"能否治愈"孤独症（及谱系）的研究中，心理学与医学界有哪些异同？

　　在教育与心理学领域不讲"治愈"，可以讲"教育转化"或者"干预训练"。这里又分为以"人本主义心理学"或以"行为主义心理学"为基本指导理论的两种观点和系列方法。前者尚属于创新观点并在实践中日益显露出其科学性和实践效果。后者为传统观点，至今仍占据了业界主流"市场"。而且，传统的特殊教育界把孤独症（及谱系）儿童视同残疾儿童，并用同样的方法对待，得出了"孤独症（及谱系）终生不可治愈"的结论。

　　医学界本着循证论治的原则，从基因和致病的技术路线出发，经过半个世纪的探索，不仅仍未能对此病的成因、疗法、预后等有一个统一的说法，而且对此病正在"以流行病的方式"，在世界发达国家和其他地区蔓延的趋势，一筹莫展。但是，不论医学界还是教育界，都认为应对患儿早期进行干预，且越早效果会越好。

2. 在秉持认知心理学与脑神经生理学为技术路线的创新实践者来看，二者有哪些相通与共识？

二者在针对幼儿脑神经网络的发育、调整、分布上存在共识。可以说，认知心理学借鉴、接纳了脑神经生理学在此领域的研究成果，并且以人本主义心理学原理，从外在及内心——大脑对外界信息的、与传统方式不同的反应过程——改变着幼儿的脑神经网络发育，进行调整与重新分布，并且取得了明显的效果（相应案例见本书）。双方都认为认知发育与生理发育相辅相成，二者又与幼儿大脑的发育密切相关。

3. 怎样证明以脑神经科学作为技术路线所开展的研究与实践的正确性？

不论是认知心理学还是脑神经生理学，二者都认为只有将幼儿的意识思维脑区与行动支配脑区建立连接，才可能发出有意义的行为，并且行为逐渐达到精准后，才有可能成为功能。然而，没有建立这种意识连接的、仅在外界重复刺激下产生的条件反射结果，只能称之为动作。它更接近于动物的动作，而不是人类的行为。而以脑神经生理学（认知心理学）作为技术路线的、创新的系列教学法，不仅强调教育转化的结果是"产生主动意识下的自主行为"，而且在教育转化过程中完善幼儿大脑区域间的长程连接，使其向正常儿童的大脑功能发育顺序靠近，最终从根本上解决孤独症（及谱系）的"转正"——能够正常入园入学。

4. 孤独症（及谱系）的共性是什么？在遗传和环境影响因素中，哪个影响力更大？

在千差万别的个体情况下，孤独症（及谱系）具有以下共性：

1）高度敏感神经类型的婴幼儿群体，在环境因素影响下，导致繁茂的脑细胞突触形成杂草丛生式的短程脑神经网络。

2）过度、过早发育的短程脑神经网络，干扰了婴幼儿原始生理功能的退行和脑神经网络发育初期的"正常修整"过程（从 6～9 月龄开始）。

3）上述两个原因会导致大脑发育的不平衡。

4）严重影响了婴幼儿对自我的感知，导致难以建立正常的自我意识。

5）兴趣狭窄、敏感而不自信，对社交恐惧，从而阻碍了模仿力、语言能力、同理心的建立，更形成了恶性循环。

5. 孤独症（及谱系）的成因是什么？导致孤独症（及谱系）的主要原因是什么？

依据表观遗传学的观点，首先，人类基因经过几十万年的进化，现代人与原始人基因的相似度仍有 98%，所以以近几十年间孤独症（及谱系）的频发，目前尚未发现是由基因突变引起的。其次，基因的表达可以受到环境变化影响而发生不同的表现。表观遗传学基因表达公式为 $G \times E$。G 代表基因，E 代表环境。后者的影响力可以高过前者。（参见《自闭症新科学》）当前信息时代，各种环境因素作用于脑神经网络处在发育和重大调整关键时期的 6～9 个月大的婴幼儿，导致他们之中一部分神经高度敏感型的孩子（基因元素），在外界信息（环境因素）刺激下，其局部脑区的短程脑神经网络的突触连接过于繁茂，致使其行为表现出种种怪异现象，俗称"搭错弦"了。环境影响因素主要是辐射、各类污染、食物生长激素及重金属残留、转基因食物、"钢筋水泥丛林"造成的心理压力等。人际交往被电子化产品阻隔、家庭关系变动、父母关爱缺失或者过度、不当的极端早教、父母职业导致的各种戒律等，种种违反孩子天性和自然发育规律的因素，都可能是导致大脑原始功能退行过程被干扰而紊乱、新生理功能发育顺序被改变的因素。总之，环境原因作用于遗传基础上，心理学原因推动生理学原因，共同导致婴幼儿心理压力增高，使孤独症（及谱系）发病率逐年上升，已呈蔓延趋势。

6. 长程与短程脑神经网络连接的区别及各自起的作用是什么？

长程脑神经网络连接指大脑两半球之间的外部连接、不同功能脑区之间的连接等。短程脑神经网络连接指在功能脑区内部的连接。长程连接起到联合不同脑区共同完成复杂的学习和创新过程；短程连接完成具体的功能，产生条件反射、即时反应动作（及未退行尽的原始功能）等。婴幼儿在 4～6

个月大时的第一次翻身就是左右脑区通过长程脑神经网络的连接所完成的联合动作。

7. 黄金窗口期与用进废退原理是什么？

用进废退原理具体到脑神经生理学上，是人类遗传设计的、通过人类进化保留下来的功能，指的是：越频繁使用于传递信息，脑神经递质的脑神经网络就成长得越茁壮，传递效率也越高；不使用的神经网络就会萎缩、退化，最后被大脑中的生化酶分解，被机体吸收掉。黄金窗口期指的是幼儿在1～6岁期间，用进废退功能最活跃的阶段。一旦超过6岁，该功能急速递减，所以有黄金窗口期之说。

8. 为什么社会迁移失败成为两种不同心理学下，教育转化与干预训练效果之差别的风向标？

业界常有人把迁移和泛化这两个概念混淆了。迁移是用同样的方法，当面对不同的环境时，发出动作的主体不变却得不到同样的、预期的结果。比如，孩子在教学环境或在家中学会了上卫生间，但是到了公共场所或者其他人的家里，就又不会用那里的卫生间了。泛化是把同样的方法和逻辑应用到不同的客体上时，无法区分不同的客体因而得出错误的结果。比如：知道吃香蕉时要剥皮，却不知道吃红薯时也要剥皮；知道苹果是水果，却不知道梨也是水果。

依据行为主义心理学干预训练的结果，只能在固定不变的环境条件下，得出某方法对应的结果，属于条件反射与结果的被动对应，并无意义；人本主义心理学方法是在建立意识连接前提下，驱使产生主动的行为结果。所以，主动意识下的行为可以自动适应环境的变化。这就是二者的分水岭，即被动刺激下的动作反应与主动意识下的自主行为。

9. 激发潜能的两层含义是什么？

1）发现和激发兴趣，这也是个体改善生存环境的原动力——人类的进化动力之源。

2) 形成主动意识下的自主行为，化为持久的学习能力。按照马斯洛需求层次理论，人类会不断提升自己的行为，满足更高的需求层次，不断改善作为人的生存环境。

10. 马斯洛需求层次与人类在进化过程中的原始本能退行是指什么？

马斯洛提出了需求层次理论，他同时也是人本主义心理学的创始人。这一理论表明，人的认知发育、生理发育都遵循着"先求存，后发展"的原则。人类个体出生后，为了满足生存基本需要所具备的那些不多的"先天（原始）功能"，是人类遗传进化设计好的，并且保留下来的精华；前期发育出来的功能（退行后被分拆成更小的脑区）又是后期继续发展更高级功能的基本构成元素。然而，原始功能能否按时顺利退行，必然会影响后续功能的发育（后续发育能否找到构件），甚至影响一生。

11. 马斯洛需求层次理论为什么是我们方法的依据，也是人类自我改善的动力源泉？

马斯洛需求层次理论分为生存需要、安全需要、归属需要、社会承认需要及自我价值实现需要。

前两个可以归为"自然存在"的需求，第三个和第四个可以归为"社会存在"的需求。最后一个可以归为"精神存在"的需求，或者称为"人的主动意识下自主行为的最高境界"。

"自然存在"的需求又分为建立对自我的感知和对周围的感知。这是潜能自然回归法最关键的启动阶段——从建立自我感知起步。

"社会存在"的需求又分为向动物性复归和向人类的社会性进步两个不同的方向，也体现了两种不同的指导思想——行为主义和人本主义——的差别：前者用对待动物的方法训练孤独症（及谱系）儿童，就难免陷在动物性行为中难以自拔；后者用对待人的方法，培养孩子的自信、自尊、独立、合作精神，就会自然而然地上升到人性原则来调适相互间的关系。因此，马斯洛需求层次理论作为我们创新方法的依据，几乎是目前大势所趋的选择。如前所述，也是人类自我改善、应对外界的动力源泉。

12. 人类个体生理功能的发育顺序是根据什么原理设计的呢？为什么按照顺序发育生理功能如此重要？

人类个体生理功能的发育顺序是由遗传进化、自然选择所设计的。不符合发育顺序的个体将在进化中被自然淘汰。它依据的原理是，完成同样的功能——物质的运动，必须达到同类中耗费功能为最小，即最小功原理。（《河流动力学》，王昌杰著，人民交通出版社，2004）凡是地球上的动物、植物、无机物的运动（河流的裁弯取直）都受制于此。人类作为动物的一个种属，一旦满足了生存、安全的需求以后，就会逐渐脱离动物性，向人类特有的属性发展。这也是一条符合最小功原理的进化之路。如果不能符合这一发展顺序，从个体来说生理功能发展顺序被干扰，都是在违反最小功原理，那样的个体将在优胜劣汰中面临被淘汰。事实也证明，被干扰了生理功能发育顺序的个体，为了帮他们重新回归正常顺序，将付出非常高的成本代价。

13. 为什么把镜像神经元与主导生理发育的"信息魔盒"比喻为一个编码系统？

目前有两本书最能启发我们在这方面的思考，它们是：

1)《神秘的镜像神经元》（[美]格雷戈里·希科克著，浙江人民出版社，2016）；

2)《我看见的你就是我自己》（[意]贾科莫·里佐拉蒂等著，北京联合出版公司，2018）。

其实，书中并没有简化地定义出什么是镜像神经元。我们认为或许可以把它定义为"可接收外界信息的、人体内的一个信息编码系统"，而不应该把它归类为具有多方面能力的"功能系统"，更不应该把原本是一个一个单一的脑神经元，描绘成类似一个由部分脑区构成的、有一定功能的机体组织。因为人类个体一生中会遇到各种复杂的情况，每一项功能也在不断地被使用中得到完善，因此是不可能在出生前就预先设计好的。而最好的设计或许应该是能够被准确、快捷地检索到的存储单元——"编码和标识"。

虽然人类也可以理解许多动物或者同类的情感和动作含义，却无法做出同样的动作。而且，人类的"动作理解／执行系统"与动物的同类系统的区别在于，同一类动物在产生镜像反应后，可以做出几乎一致的动作，人类虽然可以理解同类甚至动物的各种动作的情感含义，但是人类能做出的动作反应千差万别。这恰恰是人类进化中容错度高的表现。人类在进化中可以通过逐步"丧失一致的动物性"换来"增加智力和人性智慧"的变异个体。而动物一代一代都处在容错率低的复演过程中，很难产生像人类这样的变异个体，所以动物进化的效率远低于人类。

因此，如果把人类个体存在的镜像神经元定义成"功能系统"，那么它在进化过程中要么是退化，要么是同质化，而且将变得非常复杂，这不符合最小功原理。或许将其定义为"编码系统"，只要保证"检索正确、调用快捷、组合高效"，把功能的执行交给接纳环境影响的"迭代过程"，这才可能演变出千差万别的人类个体，给人类进化更多的选择机会。这也是容错度高的优势显现。

14. 教育转化孤独症（及谱系）儿童成为正常儿童中的"转正"标准是什么？

"转正"的含义是，孤独症（及谱系）儿童经过潜能自然回归法的教育转化，成为能够正常入园入学的儿童。这要求儿童具备：

1）自我控制情绪的能力；

2）对校园新环境的适应能力；

3）与新成员的基本沟通能力；

4）对教师发出的不同指令的理解执行能力；等等。

如果基本具备上述能力，就算孩子还留有一些性格上的特征，一些初期的不适应，也可以在容错过程中逐步提升，赶上并适应对普通儿童的要求。

15. 为什么根据人本主义原理，拓宽兴趣是打开"自闭"的金钥匙？

现代心理学——"心理学第三势力"——以马斯洛、罗杰斯为代表的人本主义心理学，是在批判继承了行为主义心理学、精神分析学说基础上，从研究人的缺点和弱点，转向研究人的本性、本能，更加关心人的价值。他们认为，人之所以能够不断发展，是因为人的本性中存在自我实现的需求——一种不断改善生存环境、追求上进的本能。

现代心理学对于幼儿萌生兴趣的生理动机的研究，也曾被蒙台梭利教育法则借鉴。在辽宁师范大学刘文、段云波主编的《科学的蒙台梭利教育》（科学技术文献出版社，2013）一书中的第101页上提到："他们（儿童）对什么感兴趣，主要是由能促进其最优发展的生物动机所决定。儿童的认知系统会主动去寻找有利于其未来阶段发展所需要的刺激物。……其中枢系统已经进化到能为实现最优化发展，而自动进行最佳选择的程度。"我们在应用这一原理的实践中摸索出，拓宽兴趣就是开启孩子不断改善自己的原动力，包括改善社交能力，提升观察、模仿能力，发展语言能力，在进步中增强自信。因此可以说，拓宽兴趣是打开"自闭"的金钥匙。

16. 语言的实质是可用于社交的工具。孩子正常情况下几月龄就可以观察到有社交欲望？

不必等到2.5～3岁后发现孩子仍未发育语言这一明显征兆，才觉察到孩子可能是在向孤独症（及谱系）方面发展，可以在1～1.5岁时通过观察孩子有无社会交往意愿和行为来及早发现。比如：在家和家庭成员相处，能够对他人的表情、指令做出及时恰当的反应；在外面遇到生人和他打招呼时，或者对关注他的生人都可以产生打招呼的反应及相应行为；等等。

17. 家长在家庭配合方面应该如何做，这个问题值得深入研究，并通过实践来验证。具体到家长的角色，在对孩子的家庭教育上，应该做"加法"还是做"减法"，即延续学校的教育方式，还是要区分家长和教师的不同角色？

一种观点是"家长的配合不是让家长在家里完成机构布置的训练任务"。因为家长的任务／义务主要是给孩子以亲情，这是学校、老师所无法替代的，也是在大部分"星宝"形成的过程中，家长所欠缺的。而且，不应该混淆家长与教师的角色，让孩子始终处在"被训"氛围和压力下，使其无所适从。这种观点认为家长应该做"减法"。

另一种观点认为，家长和孩子是"24×7"形影不离地在一起，一定要发挥家长在接触时间上的优势，不仅要做到"24×7"不留空隙，还要实行"三高教育"，即以高技术、高密度、高强度的"三高"原则实施家庭教育。殊不知，这些过于敏感的孤独症（及谱系）儿童正是在各种"三高"下，心底里积压了多少委屈而释放不出来，久而久之他们的自尊、自信、自主性全无，才导致今天这种"自闭"的状态。这两种观点孰是孰非，一目了然。

18．潜能自然回归法中"自然"的含义是什么？

"自然"是指对幼儿的教养过程中，一定要尊重幼儿发育成长的规律，而不能人为地制订超前的计划以图加快"进度"。即便是对待正常的孩子也是这样。规律主要有两点：一是，人类个体都有一种为改善生存环境的内在要求进步的动力和本能；二是，除了出生6个月以内所具有的原始本能是从娘胎里带来的（不需要学习就具备）以外，以后所有获得的高级功能都会伴有学习过程。学习过程主要靠主动观察和模仿力，这两种能力又发源于改善生存环境的内在要求——本能。所以，潜能自然回归法中的"自然"就是要尊重人类的本能需求，唤醒这种本能，使其转化成为"主动意识下的自主行为"。这样形成的行为依靠与意识脑区的连接，就不会出现迁移失败，并且在每次类似情况下的检索与调用的准确度和效率，都会不断地得到提升。

19．"先跟后带"的具体内容和关键点是什么？

我们课程的第一步就是"先跟后带"。这样做是因为，对刚开始参与到我们课程中的孩子，因为尚未摸清和掌握他们的兴趣点，所以没有办法去调配他们的注意力，以及调动他们的相应脑区使其活跃。刚来的孩子如果某个领域的阈限较高，而我们又不明确，就很难达到那个领域的启动线。在这种情况下，一上来就制订一套"个训计划"，很难不打"空炮"，甚至加重其紊乱状态（表现为更加"自闭"）。

所以老师要"先跟"，目的在于发现他们感兴趣的点，然后不露声色地"趁虚而入"，先启动这个领域的兴奋点，使孩子对老师产生好感——"同频"。"后带"的意思是在这个过程中，逐渐施加老师的影响，即通过发现并扩大孩子的兴趣范围、增加兴趣点，来降低他们对原有单一兴趣点的阈限，逐步调配和激发更多的兴趣点，把他们从"自闭"状态中引领出来。

20. 行为主义下的"刺激—反应"方法可能的负面作用是什么？

整体来看，孤独症（及谱系）儿童是由于大脑神经网络发育紊乱导致的心理活动紊乱，必须由内而外地改变，他们才能够真正走出"自闭"。但行为主义方法的特点是，注重外在，忽视内在。不管孩子愿意不愿意、接受不接受，就只是一味地刺激，明显地违反了认知发展规律。这只会使孩子内心的"金钟罩"——屏蔽外来那些不情愿接收的信息的阻力愈发增强。而且行为主义方法的施教／干预训练者，在孩子多次干预刺激还记不住一个动作的情况下，往往认为孩子反应不足一定是刺激不够强烈，所以会进一步加大刺激的力度和频率，甚至调用"高技术"刺激方法，形成"三高"干预训练。造成恶性循环的原因是，这种机械式重复强化训练的方法从根源上违反了人类认知发展规律。这样干预训练出的动作，既没有内在的意涵——同意识脑区的连接，也不可能有认知图式的同化、顺应、积累过程。这样的干预训练在时间、密度、技术含量上越高（越是"三高"方法），错误效果就越大，越可能加重孩子的"自闭"和刻板程度。这方面不乏具体案例可查。

21. 游戏式教学的重要意义是什么？

游戏式教学的设计依据是，美国心理学家霍尔（又被称作"心理学界的达尔文"）提出的"复演论"。在他看来，个体出生前的胎儿孕育阶段复演了从浮游生物到海洋鱼类的进化过程，个体出生后的心理发展过程复演了人类从原始到文明的进化过程。他还认为，游戏可以反映出人类祖先的运动习惯，科学研究也发现青少年的自发活动与人类祖先的劳动之间具有一致性。这也说明了复演论的合理性。

根据复演论，心理学家得出：

1）游戏是个体出生后尚属于未完全发育的人类对进化过程中，维持生存的一些基本功能再完善的演练过程。

2）游戏可以稳定孤独症（及谱系）儿童的情绪，激发扩展他们的兴趣。

3）游戏可以提升他们的运动能力和协调性，是最有效的统合训练方式。

4）游戏可以萌发、提升语言的主动性。

5）游戏可以帮助他们学习人际交往，建立规则意识。

6）游戏可以开拓他们的兴趣，提升主动性、创造性、自我意识与观察判断力。

我们在实践中印证了，激发孩子主动地参与游戏是游戏式教学的前提和目标。

22. 潜能自然回归法中强调的"本能"是什么？

在这里"本能"的定义是，人类乃至动物维持生存、满足与改善生存环境的基本能力。其包括兴趣、求知欲、主动语言能力、体征运转、感觉统合、痛苦快乐、自理能力、趋利避害能力等。以潜能自然回归法来看，孩子为了达到平衡情绪的发泄，为了保护自己利益的嘶叫和说谎，为了降低对周围的不安全感而对其他人的攻击行为等，也是本能的表现形式。

但最高形式的本能是形成持续的学习能力和在主动意识下的自主行为能力。这些能力源自上面的各种基础能力，使人类个体获得持久的、提升自己的动力源泉。结果是获得认知的不断提升、大脑的全面平衡发育，最终按照人本主义的客观规律，向更高层次发展。

23. 为什么很多孤独症（及谱系）儿童都是退化型的？

一些孩子在被确诊为孤独症（及谱系）前后，会出现以前的能力、聪明明显退化的现象。退化是指原有幼年时的聪明、学习能力和相应的功能渐渐消失了，甚至生理功能的发育也止步不前了。对于退化的原因，医学界、特殊教育界也没能给出一个明确一致的说法。从各个心理学派都认同的认知发展规律——人类个体的前期（包括原始）功能将被分拆成不同的细分脑区，成为构建后续复杂功能的组件／元素上分析，退化应该是前期的功能脑区被分拆以后（原来的功能就没有了，或者等待被更高级的功能取代），后续要形成更复杂的功能时，找不到前面的"组件"了！或者不能有效"索引"并调出前面相应的分拆脑区，完成后续的功能组合。

也有观点认为，是孩子在持续的、事无巨细的、无法达到的要求的压力下，产生的自我否定、自我放弃所导致。更有甚者，认为孩子以关闭生理功能、自虐来"报复"他所不能容忍的无视与冷待。

这只能出自两个判断：

1）构建后续复杂功能的脑神经网络——当前信息通道，与前面原始功能依据的信息通道出现了偏差！也就是生理功能发育的路径／顺序被外界因素干扰了。

2）当前镜像神经元形成的"编码系统"，与后续要发生的更复杂的功能的"编码"不匹配，使得后续发育过程找不着前面的分拆脑区（后续功能组件）。这也可以解释成，发育顺序被外界环境因素干扰了。

这两种情况都可能出现新的功能发育不出来，旧的功能又逐渐消退的现象，都会表现为功能退化。由此可见，孩子的功能退化不仅有生理原因，还有心理学原因。

24. 家长配合的主要方面如何把握？

这个论题要么内容很具体，要么观点很对立。其核心分歧在于：

1）家长和教师的角色是否要明确区分？进行区分对孩子的影响是正面的还是负面的？

2）家长在家是延续训练内容，做"加法"，还是减少训练课业，甚至干脆不要求家长在家训练孩子，只做"减法"？（但是做"减法"，不只是不训练孩子，而是要给孩子足够的爱。）

3）家长最应该起的作用是什么？最希望达到的效果是什么？

答案不应该陷入过于具体，而应该是：

1）家长在家的作用仍然应该本着"启发孩子主动意识下的自主行为"为原则，根据孩子内心开启的进程，研究如何贯彻好"先跟后带"。如果做不到这么专业，就努力使孩子在每一件事上开心起来，"嗨起来"！

2）在孩子已经是这样的状态下，教知识、立规矩不仅不重要，而且有负面作用。让孩子学会开动脑筋，自己解决力所能及的问题。从解决小问题过程中，不断获得乐趣和自信，增加内在动力。

3）要多采用"野玩"的策略，鼓励孩子在野外与自然接触、与人接触，把学习和知识融在玩的过程中。

记住"兴趣是最好的老师"，就是家长配合的最佳境界。

对康复阶段性的总体介绍

　　康复阶段性的重要意义在于，孩子的康复过程一方面遵循"病去如抽丝"的道理，一方面也遵循"由量变积累到质变的飞跃"的道理。孩子的康复表面上看是在发生行为的变化，实质上是孩子原本紊乱的脑神经网络在发生变化。有核磁成像实验证明，孤独症（及谱系）儿童在婴幼儿期，由于敏感的神经类型导致各类繁杂的感官信息促使大脑局部脑区内部神经突触发育繁茂，并且激活了一些在此时不应该发育的认知功能脑区的发育，打乱了原本遗传设定好的"生理—认知"的功能发育顺序，即我们在前文提到的脑神经网络的紊乱现象。要想使孤独症（及谱系）儿童回归正常儿童，除了其他条件外，选择"从改善幼儿紊乱的脑神经网络"入手，是在看到被推行了几十年的传统强化干预训练法在实践中一筹莫展的结果后，创新者所选择的正确的技术路线；也是目前所有方法中，敢于给出将孤独症（及谱系）儿童完全教育转化为正常儿童的方法。

　　潜能自然回归法就是目前在这一正确的技术路线上获得成功的、效果突出的方法。它所创立的系列课程和活动，都是根据孩子的个体差异，找出其共性原因和着力点后，通过表现为康复阶段性的潜能自然回归通道，一步一步地积累并完成的。它可使孤独症（及谱系）儿童逐步接近正常孩子的脑神经网络，从而在行为上由量变到质变地改变特征，最终能够回到正常孩子中去。

　　大脑的神经元之间的突触连接，构成了脑神经网络。这种连接，既不是线性的，也不是简单的闭环回路式的，它在总体上是树形连接模式，同时又是道路网状和直通连接两种方式并行的，专业上称作拓扑型的连接模式。而且，在每一次的"动作—行为—认知"完成过程中和完成后，这种连接还会发生动态的改变。一是节省大脑的活动能量消耗，二是为下一次新的特殊需要的连接做好准备。"拓扑"是一个数学专业词语，它带有超越三维空间的含义。举个简单形象的例子：

你将一张 A4 打印纸沿边裁下来窄窄的一条，这条纸有 A、B 两个面和四条边。当你把这条纸的首尾对粘在一起构成一个环时，有两种粘法：一种粘法是 A 面对 A 面，B 面对 B 面。这时你用一个铅笔尖沿着 A 面走，如果不越过纸条的边界的话，你是永远也不可能到达 B 面的。另一种粘法是你把一端的 A 面对着另一端的 B 面粘在一起，此时你的笔尖不越过边界就能到达纸条的两面。这就是最简单的拓扑模型——莫比乌斯带。

也就是说，大脑工作时参与此项工作的各脑区的连接方式既不是线性的，也不是简单立体闭环的，而是几乎没有边界、可直达又可以在脑区间或兴奋或抑制的多个脑区共同工作的模式。因此，它们被称作"全脑拓扑型连接工作模式"。

大脑这种全脑拓扑型连接工作模式有一个特点，就是最初产生的生理功能对应的脑区，是构成后来发育出的更为复杂生理功能——复杂认知功能的基础"元组件"。这部分基础脑区是被调用得最为频繁的脑区，但是在后来的复杂功能对应的脑区活动和兴奋期间，这部分基础脑区的活跃程度是不同的。它的每一次活跃都必然会消耗大脑的能量，所以它的活跃程度遵循最小功原理。一般情况下，它处于支持完成该项复杂功能所需的最低活跃程度区间内。从行为表现上，我们就可以理解为什么在同一个阶段内，最初出现的某个行为期，可能会时隐时现，或者总是处在领先的排队序列中。这是符合前文所述的，脑神经网络动态发生变化、构成新网络的内在变化逻辑关系的。在某一阶段内，在递进完成每一个复杂功能的某个期间，大脑各相关脑区之间的连接是树形的结构关系，而非简单线性关系。

在潜能自然回归法的实践中还有一个重要的、具有原则性的问题，即家长在家庭的角色和教师在课堂的角色不能混淆，不能相互替代。家长不仅不能像传统行为强化训练方法所提倡的要在家帮助增加对孩子的干预训练，也不能在看到孩子在我们的方法下有明显进步后，偷着在外边给孩子增加功能训练的其他课程。家长要逐步认识到，神经敏感型的孩子之所以走到今天，和家长的不当教养方式有很大关系。要想将孩子转变为一个正常孩子，首先应该完成的是家长观念的转变！这一点非常重要，也非常艰难，后面还会多次提到。

我们一直以来的观点及实践证明，家长有家长的作用，老师有老师的作用，课堂解决了80%的问题，剩下20%必须由家长在家按照我们的指导，"有所不为"地创造条件和空间陪伴孩子去消化、体验、尝试。而孤独症（及谱系）儿童的康复过程，就是一个波浪前进和螺旋上升的相辅相成的过程。所以，如果家长的20%没做到，造成的后果不是孩子的康复过程停在了某阶段的80%的水平上，而是可能孩子的进步出现"卡"现象。每个阶段都是他们走向正常儿童的必经之路，一个地方卡住了，后面就可能受影响，往往还要回过来重新复演这一阶段，才能有后面阶段、后面每一期的顺利通过。不这样回过头来复演的话，如果每一阶段的效果都打个折扣，以至于最后康复的效果远远没有达到80%，甚至走着走着就出现困难了。所以，家长在家的角色必须遵照我们的指导，也是孩子当前的需求，先转变观念，再做到"有所不为"，并且细心呵护孩子的成长和转变。对于孤独症（及谱系）儿童的康复，从个体来说必须达到大于90%的高原平台才能保证稳定、不反弹，何况累计不足80%的效果。对于我们来说，目标不仅是让孩子会说话、能交朋友，还要让他们能够上学，能够在学校里达到符合他们潜能的水平，在班里不做差等生，甚至个别孩子成为优等生，当上了班干部。我们这里出去的孩子能够那么优秀，是因为我们不仅改变孩子，更改变家长及整个家庭的教养方式，给家长一份特有的关于自己孩子的"说明书"。所以，我们家长培养孩子的方式要更加符合孩子的特点，孩子才会优秀。而且，这些孩子的智力本来不是"硬伤"，甚至某些人的智力可能超常〔有这样的说法，某些孤独症（及谱系）儿童和那些"神童""最强大脑"的孩子，只是在环境影响下走错了门的一念之差〕，只是有些严重的"偏科"，让"短板"限制了发展而已。因此，我们的教育转化一直在强调一个"度"的问题，在保持原有优点的基础上，让他们的弱点（短板）能够变强，达到一种良性的平衡状态。

所有大的阶段类型，随着课程进展可能会同时出现，但是同一个阶段类型中，一般都是按照顺序出现的，如果顺序反了，我们一般是要"请家长"的，了解一下家里的情况，如有些地方是不是家里人没有做到，苦口婆心地帮家长"纠偏"。说是"纠偏"，其实更多的还是让家长在家按照该阶段的特点去巧妙地减少环境压力，不要时时处处按照过去错误的标准去制止孩子和进行所谓的行为强化训练——这就是我们大量的"纠偏"工作对象。我们对家庭的指导要求所有看护人都来，除了爸爸妈妈之外，爷爷奶奶、姥姥姥爷也参与其中，也要来参加指导，由阿姨看护的，阿姨也要来。说实在的，贺老师这么大岁数了，工作量还是相当大的，但是为了孩子的教育转化效果更快更好，这么尽心尽力地上课分析案例、苦口婆心地劝解，是完全免费的付出，只是为了能达到更好的效果！

很多家长总是特别关注孩子的"语言"，基本上所有家长最开始去医院给孩子做检查都是因为语言落后。最初，很多家长不认为孩子有问题，才使得孩子被耽误了。当孩子被教育转化到"有了一些语言"，很多家长又认为孩子没有问题了。我们说，真正用于人类社会交流的语言，在潜能自然回归过程中，是在孩子经历过人类初级阶段动物性的复演后，向人类社会性回归时才会出现的。按照复演论的观点，胎儿阶段是在复演由动物到人的进化过程，婴幼儿阶段是在复演人类从原始人进化到现代人的过程。从这个角度来看，各个不同的阶段不能够逾越。因为后者的出现需要前者的发生作为基础，而前者的发生也在为后者的出现排除障碍。所以，在我们这里，当孩子在教育转化过程中、在老师的陪护下可能会出现一些"不良"行为，即不符合同龄正常孩子发育规律的行为时，家长不必担心，贺老师反而要家长暗暗高兴，因为孩子正在发生向好的转变。

同时，我们也不赞成那些只追求仿说几个字的、语言功能表象的、急功近利的语言训练，那不符合正常孩子发育的规律。就像在荒地上插上没有根的花朵，那样的语言是无法存活的，因为它不是主动意识下的语言，不能作为沟通的媒介，它连起码的"工具性"也没有达到。

初期，可以简单地说"语言只是个工具"。语言发展是受生存需求和社交需求驱动的，是随着认知的提升而提升，是相辅相成的。这么多年来，在一些传统行为强化训练方法中，语言训练就是单纯地训练发音，是鹦鹉学舌，是复读机，是称不上人类语言的、没有主动意识下特定含义的语言，不是自主语言。没有认知作为支撑和明确社交目的的语言，只能叫发音，就是孩子不断地被训练，终于发出了那些类似的音节而已，而孩子根本不知道自己说的是什么。伴随着孩子的认知发育，语言隐含的意义是提升所有认知过程重要的核心技能，是智力发展的"远程运载火箭"。一个孩子如果不能跨上"真正意义上的语言"这个台阶，发展出"有意涵的语言"，想得到以后更高阶段的认知发展几乎是不可能的。（哑语也是一种不用发声就能完成社会交流的有意涵的语言，由此可见，发声并不等于语言。）

语言在我们的训练中也是水到渠成的事，是穿插在所有康复转化阶段中的，是和孩子整体能力一起提升的。有了对认知理解的表意的语言，才能算是自主的语言，才能用于社交功能的发展。所以，我们的阶段成长课程没有无场景的发音训练的大阶段，但是我们从不忽视对模仿能力的启发和培养。因为只有在模仿力的推动下，才可能诞生出水到渠成的语言。这可能会让有的读者和急于求成的家长很失望，但是如果停掉所有的基本功能的发展来专注语言训练的话，就会无形中阻止孩子的多方面能力同时发展的步伐，因为那不符合规律，还会出现反复。试问，这么争分夺秒的宝贵康复黄金窗口期，谁反复得起、耽误得起？那些错误的训练指导路径，真的很容易使孩子滑入终生训练的坑里。而且，那种只关注语言发声或割裂的、碎片式的传统行为强化训练法，倒拥有大量的错误事实去证明，孤独症（及谱系）儿童是需要终生训练的。我认为："终生训练不如不训练！"还不如让孩子快乐一点活一生呢，干吗要终生接受自己不情愿的痛苦训练？况且，这也会从精神、经济上将父母拖入万劫不复的深渊。国内最早一批参与那种传统行为强化训练的孩子，如今他们的岁数比我们现在这里的很多家长岁数都大，他们训练了几十年依然无法正常生活，更别提学习和工作了。正常生活就是最简单的试金石——衡量标准。

而我们可以自信地说，在我们这里经过二十多年案例积累的一批批成功康复的孩子，都已经步入学校开始正常学习和生活了！

　　刚开始参加潜能自然回归课程的时候，不少家长脑子里一片空白，很迷茫，既不甘心去那种终生训练的传统机构，又有点怀疑我们，怎么敢说不用终生训练的话呢，能相信吗？万一不行不是耽误了吗？但又怀着希望（很多家长是在传统训练机构那里"碰"得无路可走了，才来到我们这里接受潜能自然回归法的康复教育转化），万一如贺老师说的，真的能够在 2 ~ 3 年回归正常呢？一些家长经过左试右试几乎无路可走了，于是留了下来。当孩子康复到将要进入激发潜能的自然回归通道时，有一些孩子会出现变化。一旦孩子有变化，在调适过程当中，家长就开始焦虑，认为怎么坏毛病都出来了？特别是从传统行为强化训练转过来的孩子更突出，因为过去被压抑的坏毛病一下全暴露出来了，家长接受不了，用"如坐针毡"来形容一点都不为过。对此，我们完全能够理解家长的焦虑。出现这些"坏毛病"是必然的，应该认为是"好兆头"。但它们不是我们追求的最终目标。从根本上来讲，我们是先释放，再以特殊的活动课程在兴趣高峰期所产生的更高阈值，超过那些尽量释放出来的"坏毛病"的阈值，来拓宽孩子的兴趣并逐渐取代以往"坏毛病"给孩子带来的刺激和愉悦感，重新补充完成孤独症（及谱系）儿童在前语言期（12 个月之前）大脑本应该完成的工作，对前面已经形成的紊乱的大脑神经网络"拨乱反正"，在尔后的人生中就能基本不留痕迹。所以，这就是要提前告诉家长焦虑对孩子的影响不好的原因。比如，孩子开始上课，就会出现一些跟过去不太一样的地方，但凡能够理智观察的家长都很喜欢，因为上课没多久他们就会发现，再叫他们的孩子时，孩子比平常好像更爱回头了。而且，家长让孩子拿什么东西，孩子可以给家长拿过来了，或者可以朝东西所在的方向跑，虽然最后什么也没拿，可知道往那个方向跑了。对此进步，聪慧的家长当然是高兴的。因为他们发现并没有花那么多精力去训练孩子呀！他居然自己懂了！

　　但是孩子开始释放自我，表现出不听话、调皮捣蛋的时候，家长就不高兴了。这个时候，我们就要给大家讲一下阶段性成长这个规律。阶段性成长过程当中，会有很多的状况，这些状况不出现反而不好，这叫释放过程。不出现就是释放得不温不火，就无法彻底改变"坏毛病"对应的脑神经网络，就无法"去根儿"。所以，家长不仅要认识到这个释放的必要性，我们还要尽量把他的释放往上提，让孩子把压抑的"坏劲儿"都释放出来。这些"坏劲儿"是从哪儿来的呢？是从孩子的发育、演进的天性中带来的。他不释放，今后在复演进化过程——发育过程中，他老是保留着那一块进化缺陷，阻挡着他后面通向正常人性的道路。换句话说，孩子在应该搭建正常人性时，总会缺少这样那样的"组件"。通过这种释放，孩子必然会发生从动物性（前述的"坏劲儿"）向社会人性的转变。激发潜能的过程就是在促使转变。在转变的过程当中，根据这么多年来的案例发展的规律，孩子潜能提升仍然遵循自然界的波浪式前进、螺旋式上升的运行轨迹。当他波浪前进和螺旋上升的时候，这两个综合作用就成了一条起伏上升的趋势线；看起来好像在一周七天中是好五天坏两天的波动进程，但整个状态是往上的趋势。这是孩子向人性发展的新生力量在和原有的紊乱脑神经网络通路进行博弈，原有的紊乱脑神经网络通路会使孩子产生路径依赖性。但就是他"坏"的那两天也比原来的好，而且是在为下一步的上升过程释放负能量，积蓄正能量。刚来的家长可能不会看整个趋势，只喜欢看七天中"好的五天"，不喜欢"坏的两天"，但是没有这个波动就没有推动力，这就是自然界的发展规律，也是幼儿认知的发展规律——它不是直线上升的"永动机"。就连弗洛伊德、斯金纳、皮亚杰这些不同流派的心理学大师都认为，认知发育是不断地冲动、积蓄，再冲动、再积蓄，是从不平衡到平衡再到打破旧平衡达成新平衡的阶段性、波浪式前进的过程。这正是由量变到质变的过程。

这些大师受到那个年代的局限，都是抓住了现象规律，却不能用来揭示孤独症（及谱系）的内在规律。当然，这些大师所处的年代，孤独症（及谱系）的发病案例也没有这么多，更没有如今这么普遍地得到社会的关注。还有一个共同特点，即大师们都是从正常人的角度去观察孩子的行为规律，而我们是在以一个"孤独症（及谱系）的过来人"——曾经的敏感类型的人，来设身处地研究孤独症（及谱系）及各种问题行为儿童的规律，所以能够更深刻、更贴切地理解他们、帮助他们、教育转化他们。

我们在接下来的章节里会介绍，孤独症（及谱系）儿童通过我们潜能自然回归课程在发展过程当中会出现哪些状况。希望家长提前了解之后能减少不必要的焦虑。我们以往将这些孩子康复转化必经的主要阶段罗列出来形成表格，要求来上课的家长在手机里收藏起来，便于经常翻看和对照，看看孩子每一个状况符合哪个阶段。我们要求家长积极配合 2 ~ 3 年（个别严重的孩子或者家庭配合不一致的会延长几个月至一年），家长这 2 ~ 3 年的付出换来的结果是孩子的终身幸福！相比于那种必须终生训练的传统行为强化训练法，这 2 ~ 3 年对于孩子的一生来讲，仅从时间长度看，难道不能说可以忽略不计吗？！或者说是事微而功倍吗？！

下文中所有提及的阶段及其中的现象都是根据我们这么多年的案例、经验、教训、观察总结得来的。希望我们的家长能够熟悉里面提到的思想和处理一些事情的方法，可以试着去领会、参照并合理地配合孩子不同时期的成长状态。

这里要郑重声明：这些阶段性成长只能说明经过我们潜能自然回归法教育转化的孩子才会符合，切不可生搬硬套去对应其他方法的康复状态。由于运用方法的内在逻辑不一样、目标不一样，进程当然也不一样。即使表面行为有某个节点相似，也不代表内在发展变化是一致的，是不可以随便套用的！就拿感冒来打比方，有的是热伤风感冒，有的是受了寒而感冒，有的是过度疲劳引起免疫力下降导致感冒，如果不经判断而胡乱吃药或所有药都试一遍的话，可能会适得其反！再次重申：我们的阶段性成长内容及规律适用于且只适用于那些接受潜能自然回归课程的孩子！

康复的阶段有很多，但是我们对有些阶段会着重地谈，因为这些阶段让家长感觉孩子没有以前听话了、好像退步了。有些阶段虽然家长知道孩子进步了，但是特别磨人，需要家长有很强的耐性，所以这些阶段会着重地说明。而很多阶段对于家长来说没有那么恼人，所以对于孩子在家里的表现反馈得就少，需要指导的部分也少，点对点指导起来也很容易；对那些家长能够明显感觉到或者孩子行为恰当的、标准的进步阶段，也不需要家长过多配合的，篇幅就要少一些。但有些确实让家长苦不堪言的阶段，一般来说也是十分重要的阶段，贺老师会不遗余力地劝说家长放弃过去的执着，转而积极配合各个不同阶段，帮助孩子自主突破每一个难关。而且，每次突破一个阶段的壁垒之后，孩子往往会有一个突飞猛进的进步！这就是前面说的由量变到质变的飞跃。

　　下面详细介绍孩子的各个成长阶段。需要说明的是，以下的阶段性康复轨迹是我们根据上百个成功康复案例统计出来的现象和规律，其中大部分案例顺序类似，也有少部分顺序有颠倒现象，但不影响最终的康复结果。

混沌阶段篇

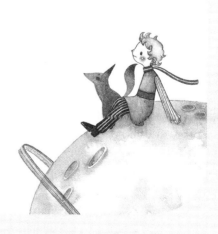

第一章　混沌阶段

◎ 漠然无畏期

我们从大量案例中总结出，刚来时处于漠然无畏期的孩子是相对严重的。这样的孩子第一次课表现出的是漠然无畏。这是什么意思呢？第一次咨询的家长带着孩子来测试，贺老师见了孩子做出初步判断之后，会安排孩子离开父母的呵护，跟着老师进教室试课半小时左右。这期间主要观察孩子离开家长时或者进教室之后有没有出现分离焦虑的现象。如果孩子漠然无畏、没有明显的分离焦虑的反应，就说明情况相对比较严重。因为孩子根本感觉不到新环境的差别，感觉不到自我的存在——对自我和对周围都没有感知！

如果把孩子的认知比作一座大厦，这种表现就相当于最底层的地下室。一般情况是曾经参加过传统行为强化训练的孩子，在他们原本紊乱的短程脑神经网络上又被叠床架屋地加建了新的紊乱后才有这种现象。这就说明孩子的程度比较重。

当经过一段时间的潜能自然回归课程启动和"拆除乱建"之后，孩子的本能开始觉醒，有了自我意识，并开始有分离焦虑的表现，不再像第一次那么痛快地跟着老师就走了，竟然开始依恋妈妈不愿意进教室了，而且一说进教室就要哭。这就对了，开始出现分离焦虑了。初见成效是一件值得高兴的事情吧？但部分不明白其中深刻含义的妈妈感到这样不行，非说孩子不愿在这里上课，一定是里面别的孩子欺负他了。其实，这是家长不理解我们的方法造成的误解，是孩子好不容易取得的一点进步。而且，我们全程都有监控，家长也可以坐在家长休息室目不转睛地看着自家孩子的每一个细节。怎么孩子由最底层的漠然无畏期上升到分离焦虑期，家长不但不高兴，反而还失去理智了呢？经过我们关于潜能自然回归法的解释后，家长才明白了这是一种进步。由此可见，老师也应该理解家长的心境，增加沟通。

关于"漠然无畏"，这里一般是指孩子在从来没有去过的地方，刚来的时候对陌生环境和陌生人几乎没有陌生感，也不知道畏惧。这样的孩子见了什么人都没有陌生感和畏惧感，甚至还可以直接漠然地进到教室里面去玩玩具，但不搭理老师，也不搭理同学。他自己看见什么玩具了，就在那儿捣鼓，也不会去寻找自己喜欢的玩具，手边有什么就挑一个相对喜欢的，有的甚至连玩具都不玩。也就是说，漠然就是漠不关心，无畏就是不知道对陌生人戒备，也没有安全意识。

这种孩子比较容易走丢，遇到危险也不知道躲避，好人、坏人、熟人、陌生人都跟他好像没有直接的关系。倘若遇到一件他好奇的事情，他就可能跟着这件事情或者这个物体走，无论有没有家长跟着保护都不管不顾，甚至有可能朝着与家长相反的方向移动，而且越走越远，不知不觉地就走出家长的视线范围了。等家长发现孩子不见了，就会脑子一片空白，想找孩子又不知道去哪里找。这就是漠然无畏期的孩子典型的表现之一。

○ 漠然无畏期的原因

探究出现漠然无畏现象的原因可能是：孩子在各种因素综合作用下，大脑出于保护机理，在一定程度上自动关闭了主要的感官接收信号的功能，以此来减轻压力。但关闭得过久或者关闭的程度过深，大脑发育必然出现不平衡，甚至影响到生理功能发育。孩子已经不能感知周围的存在，也就失去了自我意识（自我意识是相对于周围存在而存在的），严重的甚至失去对母亲的依恋感这一孩子获得安全感的最直接渠道。从马斯洛需求层次理论来看，这样的孩子连完整的动物性都不具备——自我生存保护的本能都没有了，所以才表现为漠然无畏。

一般刚刚被医院诊断出孤独症（及谱系）的孩子，一来到陌生的地方还是对家长有依恋、有分离焦虑的，这种孩子的情况反而要好一些。因为有分离焦虑的孩子，还保留着对家长的天生依恋之情，说明他对陌生的环境与他依恋的家长和熟悉的环境是能够比较和鉴别的。而漠然无畏期的孩子情况要糟糕一些，本能天性丧失得更多一些，也就是说他患病的程度要更严重一些。

　　处于漠然无畏期的孩子刚来我们这里时没有陌生感，跟家长没有分离焦虑的感觉，说明他在情感方面受到伤害更重一些，连自我保护这方面的本能都已经丧失了。这种本能应该是人类在战胜大自然、在部落间争斗的生存发展过程中，在优胜劣汰的自然淘汰过程中保留下来的与生俱来的生存能力。所以，实际上在成长的过程当中，当孩子还没有能力去处理周围的事情和认知周围的事情时，他只对熟悉的家人和熟悉的家中环境，才能够感到安全。退化到了漠然无畏期的孩子，其实质是他对家人乃至家庭都失去了这种信任感，以及对陌生环境的感知。

　　这说明家人在某种程度上长期、持续地对孩子造成了伤害，还往往是在家长没有察觉、不自觉的情况下造成的，而且家长还认为对孩子很关心。因为我们一直强调的是这类孩子很特别，家长觉得给了他应该有的关心，这份关心、关注放在正常孩子身上是没有问题的，即使有点压力孩子也会感受到温暖。但是，针对这种孩子就不合适了，他们会觉得压力特别大，承受不了，而家长也没有经验，不知道该如何做。结果就是，孩子感受不到家长的关心、家长的关爱、家长的保护，家长给他再多也是不对路的，他是没有感受到的，甚至是反感的。特别是超过孩子能力范围的规范教育，会让孩子感受到被家长强迫训练而承受不了。渐渐地，孩子就对家长失去了这种信任。在失去了这种信任后，他就不再对家长有依靠依赖的感觉，但同时他又无法建立起自我保护意识。因此，他就屏蔽了外界信息，索性就漠然地去感受各种恐惧，不去感受这份不安全，就表现出对周围陌生的环境、陌生的人和事很漠然、很麻木。

　　这类孩子看上去对外界不同环境没有什么区分、没有什么感觉，但实际上并不证明他内心是安静的，或者说是感到安全的。比如，有一部分孩子刚一来就表现得"自来熟"，跟任何人都可以待一会儿，谁都可以抱他，被抱着的时候，他也照样玩他自己的东西。家长这时还觉得孩子挺好的、挺有胆量的、挺会交往的，但实际上这并不是实质性的交往，他跟谁都是既没有实质性的对话，也没有实质性的眼神交流。即使表面看起来似乎和抱他的陌生人有语言对话，谈话的内容也与对方所说毫不相干，所以实质性交流并不存在。虽然在一个地方，但谈的事不在一个场景，这也是漠然无畏期的一种表现。

贺老师曾经遇见过一个 8 岁女孩，她在 3 岁时就已经确诊了，属于低功能孤独症，各方面能力都很差，没有认知和语言。经过一位特别有名的传统行为强化训练师 5 年不离不弃的训练，女孩终于能够说话且语言能力"还挺强"的。于是，家长带她过来让我们看看。女孩能说话，也上学了，还能看书，最近刚刚读了《三国演义》，而且对里面的故事情节很痴迷。她随时都会跟别人聊起《三国演义》，别人说什么她都说《三国演义》，于是我们只能顺应她的话题也和她聊《三国演义》。结果发现，就算跟她聊《三国演义》，最后还是聊不到一起去，因为她的话题跳跃性很强，永远跟她对接不上关于《三国演义》的同一个话题，最终还是无法形成交流性的对话。当时贺老师腿疼病犯了，8 岁女孩非得坐在贺老师腿上看书，疼得贺老师龇牙咧嘴，但无论我们怎么跟她解释都不行，她必须重重地坐在贺老师腿上。

虽然第一次见面就这么招小女孩喜欢，说明贺老师的亲和力不一般，但是不顾及别人痛苦的表现，说明女孩不仅还处在漠然无畏期，而且共情能力差得很远。之前的训练师和家长特别希望能够得到贺老师的肯定和赞赏，而贺老师明明知道这样的结果还离正常有很大的差距，又不忍心给人泼凉水，于是就婉转地建议家长带孩子去专业医院做一个鉴定，如果正常了才好放心，如果还没完全正常，就针对性地继续康复。很快鉴定结果出来了——孩子还没有摆脱孤独症！只不过矫枉过正，已经是阿斯伯格综合征了。虽然看起来孩子由"低功能"变成"高功能"，但是没有得到实质性的改变，仍然不能参与正常学习、生活和社会交往。这个女孩的例子也说明，孤独症（及谱系）儿童在脑神经类型上具有共性，"低功能"或者"高功能"只是表现形式不一样。而贺老师首创的方法正好可以因材施教，加以转化。

那么，怎么证明上面说的这种处于漠然无畏期的状况反而不好呢？这种孩子来上我们的潜能自然回归课程后，经过一段时间，随着他情感逐渐被唤醒和建立起来，他会慢慢有了自我意识，开始进入分离焦虑期。以前刚来的时候，他跟着老师上课什么事都没有，也不哭不闹，但上一段时间课之后，莫名其妙地就开始哭闹了，不愿意离开妈妈，更不愿意进教室了。贺老师在这里要特别说明，这是好事情，说明孩子现在开始有陌生感了，对老师和家长特别是对妈妈有了亲疏感，说明他有一点基本的鉴别能力了。他不愿意离开妈妈温暖的怀抱，当然不愿意进到教室里面去上课。这是进步的表现！

我们曾经康复转化过一个漠然无畏期表现得非常严重的孩子。这个孩子2岁前能说会道，还能背100多首唐诗，但是从2岁开始就出现症状，家长发现孩子背的诗越来越少了。其实，孩子属于敏感型导致过早聪明，大脑中激活了一些并非支持生理发育所必需的功能脑区，如背诵唐诗等。而那些对应生理发育所必需的功能脑区的发育反而被阻滞了。超过2岁后发育更高级、更复杂的生理功能／认知功能时，需要前期那些被滞后的生理功能作为此时的"组件和基础"，然而孩子不具备。而且此时，原本杂乱的脑神经网络和现在要建立的与更高级功能对应的脑神经网络呈互相干扰状态。这样就导致孩子继续关闭更多的感官信号接收功能，以减轻大脑对处理越来越多杂乱信息的负担，而外在就表现为孩子对外界越来越无动于衷。

确诊后，这个孩子又经过了3年高密度的传统行为强化训练，孩子的症状不仅没有减轻，而且成为一个小木偶了，失去了认知和语言，更不要说背唐诗了。可怕的是，他竟然失去了赖以生存、自我保护的痛觉。这个孩子刚来的时候腿上全是疤，孩子妈妈说他不知道疼，摔了也不哭。而且，他上了两年的"学"，却仍不认识幼儿园老师。不过，他才来了我们这里15天就认识"贺奶奶"了！这把孩子妈妈惊得不得了！刚来的时候孩子还吃土。冬天那么冷，他脱得光光的，在外面吃墙角的脏土。除了吃土，我们没有过多阻止他，就让他这样彻底释放了 2 个多小时！还有他"喝水"就像在放水，把我们的一桶饮用水一会儿就放光了，流了一地水。

他的这些行为都是在释放过去扭曲的自我和积累的沉怨，甚至是以"自残"的方式在释放——他不敢打别人，只有通过残害自己来释放！这样释放的意义在于，先把未能完全发育、阻碍向前发展的动物性充分表现出来，当完全"排"出这些障碍后，才有可能发展人性。我们说，刚出生落地的小马驹还知道伸着脖子四处张望，寻找食物，围着母马跑来跑去躲避危险。而这样的孩子连这一点动物性——自我保护的本能——都没有了！这是由于多年的行为强化训练加剧了孩子脑神经网络的紊乱，更加剧了原本已经被干扰打乱的发育顺序。

还有一个 5 岁的孩子，他在 2 岁半确诊后去过全国好几个著名的机构，由于效果不佳，为了抓住黄金康复期，他还去过美国、英国、意大利、德国等多国进行康复训练，但效果也不如预期。他来的时候走路走不稳，还在用尿布，天天打头，手指关节都打肿了，还只能吃流食。

可见，漠然无畏期在很多情况下是一种退化，一种严重的退化。一般出现这么严重的退化都是经过了长期不正确的康复方式导致的，别看这类孩子有些在参加电视台的节目时能够"说两句"，但那都是台下一遍又一遍教的，所以说的时候孩子轻则没有表情，重则会有抽动。社会上总有孤独症（及谱系）儿童太可怜的声音，而且大家都很同情这些孩子，但他们看了我们这里的孩子都会问："他们有孤独症吗？怎么跟电视上的不一样啊？"人们错误地认为那种傻傻的孩子才有孤独症。这是一种刻板印象，是媒体报道的传统行为强化训练的孩子的普遍状况，不代表所有孤独症（及谱系）儿童都会那样。比如，美国的格林斯潘教授在 2006 年主推的地板时光法就已经打破了这种刻板印象！地板时光法在一定程度上还体现出尊重孤独症（及谱系）儿童的自主性。

◎ 走出混沌阶段在于建立自我意识

处于混沌阶段的孩子刚来时，自我封闭的程度相对严重，他们表现为对外界事物往往视而不见、听而不闻。有的孩子甚至没有陌生感。混沌期的孩子对外界事物的感知是一个相对模糊状态，虽然他看见前面有人，但他很可能将那个人视为空气。有时候，孩子会对天天走的一条路上的某个建筑，突然"发现"。比如，有一个孩子来我们这里上了 50 次课，突然有一天发现来的路上有个那样的房子。他妈妈说他天天路过，今天突然才发现。这就是他上潜能自然回归课程之后，正在逐渐打开自己的视觉认知，是从混沌阶段往外迈步的一个过程。

处于混沌阶段的孩子对外界感知的真实度也比较差。似乎外界是在电影里面，而自己似乎不与那些事物在同一个空间里。因此人们会发现，孤独症（及谱系）儿童有时候给人的感觉就像外界跟他们没有多少关联似的。早期，有的家长以为孩子的视力有问题，有的甚至认为他的听觉有问题。带孩子到医院去查视力、听力，结果一般都没有什么问题，只不过他对外界的感知的强弱出现了问题，是感知比正常儿童弱了很多。

孤独症（及谱系）儿童有很强的屏蔽功能，比如他不愿意感知的事物、不愿意听的声音，即使震耳欲聋，他也像没有听见似的，就像跟他没有关系。但是，如果是他极感兴趣的声音，他是能听到的，只是很少有他极感兴趣的事物而已。处在混沌阶段的孩子，痛觉感也相对比较差。比如，正常孩子感觉到有八度的疼，他可能就感到两三度或者四度的疼，可见他的痛觉感差。一般孤独症（及谱系）儿童非常喜欢冷感，如喜欢光着脚踩冰凉的地板，喜欢吃冰糕之类凉的食物，大冬天也不例外。

这个阶段的孩子对外界的事物不感兴趣，用家长的话说就是"无欲无求"。他也不愿意去探索，不愿意去思考，而且他在这个阶段基本上没有什么思维的能力。比如，向他讲一句稍微长一点的话，他可能听见前面就不知道后面是什么意思，听到后面就不知道前面是什么意思。因此，他们往往以不理睬来对待你，因为他确实不知道你在讲什么。

如何能够走出这个混沌阶段呢？就要看能不能启动孩子的情感。情感启动往往是脱离混沌阶段的一个标志性信号！启动情感关键在于先建立自我意识，从感知周围环境的存在到感知自我存在，是一个复杂的过程。

　　首先，感知周围的存在——建立环境意识。这是动物与人共有的意识，是维持生存需要的本能。然而，程度严重的孤独症（及谱系）儿童刚来时连这个意识都被压抑了，他们对自身和周围都没有存在感，就像一个游荡的透明灵魂，似乎任何物体都可以穿其而过。他们对任何物体都没有存在感，包括对自己也没有存在感，不视也不见。所以，先要恢复他们的动物本能，看一看他们到底迷失在复演过程的哪一步。这就需要找到他们原始本能未退尽的那些点，把他们从那种状态中释放出来，重新唤醒其动物本能。这期间他们可能有剧烈的动作，对土地、对自己的大小便、对无意义的事物感兴趣，可能会被误解为怪异行为。

　　在恢复动物本能——对周围的感知后，他们才有可能建立自我意识——只有人类才有的本能。这又是一个复杂的过程。只有当自我意识巩固以后，他们才有可能分别发展出自我认识、自我体验、自我监控的意识。而自我体验中就包括情感、自尊、自信、自卑、自我效能等情感体验。具有这些情感体验，才能帮助孤独症（及谱系）儿童逐渐发展自我控制力、自我完善力，才能使孩子有社交欲望。这时候才有可能进入情感启动阶段。

情感启动篇

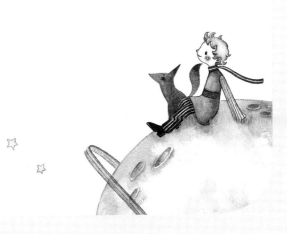

第二章　情感启动阶段

从心理学上说，如果孩子没有正常的情感反应，那么这个孩子属于"情感缺失"，长大了他是有心理问题的。情感反应是排在最前面的一个最基本的能力，不是我们特意把这个阶段安排在了最前面，而是经过大量成功案例统计发现，情感启动阶段基本上是所有孩子都要最先经历的阶段，说明现有情感对于孩子将来的康复回归很重要，相当于孩子万丈能力高楼的底层。如果冷冰冰的训练不注重孩子的情感发展，直接按训练师的安排进行行为强化，训练所谓的能力，那么孩子是否能够心甘情愿地积极配合课程内容并达到预想的效果呢？答案是否定的，是不可能有根本提升的。而且，情感启动阶段过渡得好坏直接影响到孩子将来的康复转化效果，孩子一开始的基础状况也决定了情感启动阶段的到来和过渡的时间，越是严重的孩子情感反应来得越晚，过渡期也越长。比如，有的孩子是本身基础就差，有的孩子是在此之前参与机械重复的行为强化训练才变差的，而且这些孩子的内心有点像惊弓之鸟一样，把自己包裹得很紧，表现得什么都无所谓，似乎世界万物与己无关（吃除外），形成一个很难启动的漠然无畏期——相当于万丈能力高楼的地下室。本方法正是要在这一阶段把孩子压抑在内心的情感充分地释放出来，让孩子回归本真。

情感启动阶段又分为很多小的"节段"（子阶段），分别称为分离焦虑期、无故哭闹期、无故开心期、无故哭笑期。每个孩子都会根据自己的状况从某一个子阶段起步，然后一步一步地去完善。基本上完善的进度是按照子阶段的规律进阶的，如果出现比较严重的颠倒，一般贺老师是要找家长了解查找原因的，点对点指导家长及时纠偏。而且，这些子阶段出现得越全面往后越好，出现得越透彻往后越好。

○ 分离焦虑期

如果没有分离焦虑，孩子长大了，他遇到危险的概率会很高。危险系数高意味着躲避危险的能力非常弱。先不提孩子将来能不能回归正常，躲避危险的能力是必须有的，这也是人和动物共有的生存本能。动物进化出这么多感知能力的主要目的，简单来说就是要活下去。人作为高等物种，这种能力本应该是非常强的，只不过科技发达了，外界的危险改变了，不再像之前那样经常遇到别的动物或者自然灾害威胁到我们的安全。但是，躲避危险的本能是应该且必须保留的，而且应该是与时俱进的较复杂的功能。而这类孩子往往没有危险意识，更没有躲避危险的能力。这就是同样一些事故，一般人能够全身而退，而孤独症（及谱系）儿童或者危险意识差的儿童会不知所措、不懂应对的原因。甚至，有些孩子还会哪里出点危险的事就去哪里看热闹。在同样的情况下，正常儿童会先观察、分析、判断是否有危险，再决定去不去看热闹。

孤独症（及谱系）儿童之所以会有这些表现，就是因为他们还没有进入分离焦虑期。所以，我们看新来的孩子经过一段课程后有没有出现分离焦虑期，是判断他是否开始进步的表征。

曾经一个家长属于班上的"明星妈妈"，她跟我们说，孩子班级中别的家长都跟着她的步伐给孩子报课外班。当时，她已经发现孩子有些问题了，但是学习成绩还不错，所以就认为别的都不是问题。她跟我们说了很多关于孩子的表现，其中一些值得读者和家长关注：这个孩子经常从特别高的地方往下跳，而且有一次班里窗帘掉下来了，别的小朋友都往后躲，他却往前冲，站到那个窗户下面去了。这个孩子的家长就很典型，她只注重智力培养而忽视了孩子其他方面的变化。

除了安全问题，分离焦虑期也是孩子康复的重要起步阶段。这个阶段过渡得是否完善，关系到以后的康复课程的阶段性是否顺利、是否清晰。有个别孩子已经到了很靠后的阶段，但是明显缺乏后劲儿，总感觉卡在了什么地方。贺老师往往会为此费九牛二虎之力去"捯根儿"，最后发现原来是分离焦虑期这个最基本阶段没有过渡好。根据马斯洛需求层次理论，这个阶段是生存、安全最需要得到充分满足的阶段，也是后面各阶段进阶的重要基础。

从全世界所有儿童的角度来说，他们的分离焦虑主要来自对母亲的依恋。但是，个别孩子是从父亲开始的，这就说明一个问题：母亲做得还不是特别好，而爸爸比较接纳他一些，对他要求要少一些，孩子就感觉爸爸更容易接近，更有安全感一些。这种分离焦虑，有的孩子是来我们这里的时候就有，还保留着最基本的一点情感反应。这说明孩子退化得不是十分严重，那么他的程度稍微要比漠然无畏期的孩子轻。他在接受潜能自然回归课程后，重回正常的希望是非常大的，预期后面的发展也是非常好的。甚至，他在正常上学以后不仅看不到任何痕迹，而且有可能比班里其他孩子更优秀（因为他敏感，接收信息快，反应灵敏，又能够达到大体上平衡发展）。

而没有情感反应的孩子，退化程度就要严重很多，而且是最重的，相当于处在康复阶段认知大厦的地下室。因为这样的孩子关闭自己的感官接收功能程度更深，就需要更长一段时间的课程，帮助他们先从深度自闭状态中解脱出来，接下来才能挖掘填平，达到地面一层即分离焦虑期的水平。在此期间，孩子需要特别呵护，需要人特别耐心且有方法地对待。有的孩子上托儿班时曾经出现过分离焦虑——哭。由于当时老师和家长处理不当，孩子本身又比较敏感或者有点发育迟缓，就没过去这个坎儿，"卡住了"。后来再上幼儿园，他就没哭过，甚至对外界的基本感觉都几乎没有了，所以他怎么会哭呢？

孩子处于幼小阶段时，他的各种哭声其实就是他的"语言"，用来表达不同的情感。一旦正常的哭声被压抑住了，等于不让他发展初级语言，他也就没有机会把初级语言通过学习模仿，过渡到人类真正的语言了！因为他应有的本能丧失了。当然，个别情况下会有例外。比如，孩子到了一定的年龄，程度也比较轻，他能够应对周围的事物，他不哭，说明他有这个能力去把控。当他没有能力去把控且还处在混沌阶段，刚来到对他来说是完全陌生的环境时，离开父母进入教室，他也没有哭，就说明他还没有分离焦虑的情感反应。比如，孩子处于漠然无畏期，家长对于孩子乖乖进去上课，不哭不闹，还很高兴。可到了分离焦虑期，家长就以为这个课程不适合孩子，或者他不喜欢这个环境、不喜欢这个老师、有别的孩子欺负他了，等等。于是，家长带孩子出去玩，不来上课。孩子玩的时候可能就不哭了，但是好不容易调动出来的分离焦虑的情感反应又给阻断了。不听劝阻的家长殊不知这样反而丢掉了得来不易的进步。课程好不容易让孩子提升到有分离焦虑的情感了，继续走下去的话，他的进步就会再稍微快一些。只可惜个别家长既不懂得原委，又太过固执。如果我们家长听从劝阻配合课程，不过多干涉孩子，不把正在哭泣的孩子从课堂中带出来，那么他就有可能在哭爽的情况下，很快进入下一个无故哭闹期。这将是一件多么美好的事情啊！

　　孩子的分离焦虑期大概持续多长时间？答案是不统一的，每个孩子都不一样。极个别孩子能哭一个月，进教室就哭，哭到放学。

　　我们这里有一个宝贝就是哭到放学，每次哭3小时，哭了一个多月。孩子在教室里哭，妈妈在外面家长休息区里掉眼泪、擦眼泪。为了孩子的康复效果，妈妈简直是太伟大了！我们也特别感激她为了配合孩子的课程，不去打扰，不通过门缝去看他。因为孩子对妈妈的衣着和身影都是很敏感的，他一看见妈妈，哭的情绪就被打断了。

　　这种在潜能自然回归课程康复过程中因分离焦虑导致的哭，对孩子是非常重要的启动性疗愈。因为处于分离焦虑期的孩子，他的安全意识本能还保留着一部分，到了一个新环境就该有焦虑，而且还能用哭的方式表达出自己的焦虑，这种本能是用来保护自己的。孩子已经逐渐开始感到环境的不同，差别使他产生了不安全感，而此时又不会用语言表达，所以才会用"哭"这种语言表达，表现为哭个不停。我们回想一下，小婴儿在不会说话时，不是也只会哭吗？这说明孩子正在自然回归过程中。

　　让妈妈没想到的是，自己正掉着眼泪呢，突然听到孩子在教室里哭着说："我要妈妈！"阻塞孩子心灵的闸门终于被冲开了！孩子开窍了！他自己终于涌动出能够表达自己意图的语言了！

"啊！贺老师，我的孩子居然开口说话了！"妈妈高兴得一下抱住贺老师，激动地流下了热泪！贺老师也兴奋地说："你看看，孩子这一个多月没白哭吧？不经历这个分离焦虑期的哭，其他的功能我们怎么这么快就调得出来呢？这是要开闸了呀！"

因为孩子在这种宽松安全的场景中才能把内心的情绪释放出来，也就是把内在的垃圾全部倒出来。只是孩子之前不会表达，埋了好多压抑的东西。也就是说，他不一定没情绪，只是不会表达和释放情绪，还堵塞了其他功能的发展。一旦孩子获得了表达和释放情绪的能力，就相当于这部分管道疏通了一样，所以哭着哭着就开始有了语言，会说话了。在前语言期，所有孩子对声音、频率、振动的敏感特性和为此做出的反应，都是尔后构建语言的基础元素，其中当然也包括哭这一表达方式。以此理论来解释孩子在分离焦虑期的哭，就说明他哭得很有道理了！他先是萌发了表达情感的欲望，然后他冲破了心结，有了接近正常的情感表达，又过渡到先用哭的语言再用正常的语言来表达。这里既包括情感宣泄，又包括表达方式的进步。

下面一个阶段是无故哭闹期。如果经过一段时间的潜能自然回归课程，孩子在课堂或在家出现无故哭闹，即无缘无故就开始哭闹，那么恭喜你，他又进了一步，到了无故哭闹期了。家长此时千万不要节外生枝，心疼孩子哭。如果担心别的孩子欺负他，可以看课程监控来判断。

曾经有个别家长一意孤行，不听劝阻坚持请假，说等过一段时间孩子心情好了再来上课。过了一段时间以后，孩子似乎心情好一些了，家长便高高兴兴地带着孩子回来上课。可上了一段时间之后，孩子又开始重复前一段的无故哭闹。这时家长才终于明白过来，方知道后悔：原来前前后后折腾大半个月，反而导致孩子比同期程度差不多的孩子明显落后了一截。

◎ 无故哭闹期

继分离焦虑哭闹之后，孩子会出现有事没事就哭闹（不论在课上或家里）的情况，这叫无故哭闹。孩子没有离开爸爸妈妈，在家里也哭闹，这个时候要怎么办？很多家长因此十分着急，赶紧给孩子买点好吃的，觉得这样就把他的嘴堵住了，他就不哭了。这样做对吗？答案是：过于简单粗暴，阻碍了孩子的情绪宣泄和情感发展。而且这个阶段的过程往往比较长，因为孩子想起过往一件不愉快的事情就会很想哭，一哭就能释放出去。如果家长不让他哭，或者想方设法堵上他的嘴，而他又想哭，那么刚刚调出来的一点情绪很快就被堵回去了，消失了。

如何对待无故哭闹期？其实这时的哭，正是孩子在有意识地建立现有情绪和以往记忆之间的联系，是孩子的感情向人性阶段过渡的基础。

那么，家长该如何应对才是正确的方法呢？这个时候，家长就要关注孩子的情绪，顺着我们课程的方向调出他的负面情绪，关切而轻缓地对他说："宝宝是不开心了吗？是因为什么不开心呢？给爸爸或者妈妈说一说，我们才能知道啊。"语气一定要缓和，不要急于哄住他的哭声——这个哭声很宝贵啊！就这样，他哭他的，家长安抚家长的。千万不能说："不哭了，不哭了，没事，没事。"要是这么说的话，孩子会怎么想呢？"你们都不了解我，我哭也白哭！"然后，他就无奈地不哭了。可是要知道，孩子内心有多么失望！哭的目的其实是引起家长对自己的关注，可家长却说没关系。这就像孩子摔了一跤有点疼，他想让大家关注自己一下，结果家长说没关系，让孩子勇敢一些。可想而知，本来那一点肉体的疼都会变成心疼，孩子的心理活动就会是：我的心太疼了，爸爸妈妈是亲的吗？怎么一点都不关心我，一点都不了解我，更不心疼我呢？所以他摔了一下，家长要关注他，哪怕是很夸张地关注他的感受、体会他的心情，例如说："疼了呀，胡噜胡噜，吹一吹。"孩子身体磕碰了一下，家长也要装着吹一吹。但是，不能说"你下次就不能摔跤了"，否则孩子会认为家长在责怪他不小心。

在这里我们要强调一下，孩子不摔跤是不可能的。给孩子过度保护，孩子从来没摔过跤，长大了到学校家长没法保护了，一摔就有可能比较严重。

因为孩子从小没有学会摔跤，更没有获得防止摔跤的能力。现在很多孩子一摔就骨折，就因为从小没摔过跤，骨密度低，也不会保护自己，防摔技巧没有具备。凡是跳得八丈高的孩子，即便摔了磕了碰了都没什么大事，基本上是小时候家长没有那么过度地保护。所以，小时候不要怕孩子摔，因为年龄越小胶原蛋白越丰富，体轻、身高低，通常不会摔坏。反而多次小摔跤，能够促进宝宝的小脑和前庭觉的发育发展，特别是剖宫产宝宝更不能过度保护，否则小脑及前庭觉可能发育迟缓。但是，你不要因为贺老师说不怕他摔，就不管他，摔了也不理他，这个时候不能不理他还要呵护他，因为他的内心是非常渴望得到关心和抚慰的。只要家长的呵护到位，孩子无故哭闹期来得会更早一些。

无故哭闹期的"哭"与分离焦虑期的"哭"有什么区别呢？分离焦虑期主要是不愿意离开家长（尤其是妈妈），拒绝独立跟着老师进去上课，因此一般是在上课前或者接近上课地点时就开始哭，而且哭得比较猛烈；而无故哭闹期的哭，是一种无缘无故的、玩着玩着似乎想起什么就开始不开心，似哭非哭，时而哭时而不哭，时而大哭时而小哭，当他哭爽了有可能会出现时而哭时而笑的现象——这就标志着无故哭闹期到了尾声。如果在无故哭闹期，家长不刻意打扰孩子哭，并且表达出关心和允许，给他哭的机会，让他在温馨安全的环境中痛痛快快地哭，那么他在进入比较深层的伤心状态时，会闭着眼睛特别伤心地哭闹。这是他回溯到更小年龄的某一个伤痛场景，当时没有能力或没有机会表达和释放完善，从而造成了"卡点"，阻碍了心理年龄和能力的成长与发展。现在需要回到那个卡点去回补、释放，然后才有突破，才能继续沿着正常轨道回溯这方面的能力。

哭是孩子从娘胎里带来的有限几种重要功能之一，也是求生存的基本功能之一，甚至可以认为是孩子的前期语言。从贺老师的实践总结出，孩子一旦进入无故哭闹期，就已经在孕育着产生有意识的语言表达能力了。

有的家长说："贺老师，你说哭好，那我家孩子最近一段时间哭得可多了，特别是去医院检查哭得变本加厉，我怎么感觉他越来越'退化'呢？"贺老师一听就有点无奈："我们指的是上了潜能自然回归课程的孩子达到无故哭闹期的哭，是有助于孩子释放负面情绪的，是有利于今后建立各种能力的基础，不是那种无助的伤害性哭，或者以哭作为武器与家长讲条件的哭。这几种哭有区别：以前的哭是一种忧伤和无助，上了课程后的哭是哭完就开始笑——这是最大的区别。哭完了只要他自己觉得哭够了，你只要不是说'不哭了，不哭了'，而是关注他的情绪，关切地问（用念叨的语气）：'不开心了吗？真是的，谁惹我们宝贝生气了？告诉妈妈，妈妈帮你找他去！'他其实不愿意停下来回答你，不愿意这种好不容易获得的释放情绪的宝贵机会被打扰，但他内心会很受用，会哭得很爽——多年积压的往事终于可以往外倒腾了。他哭完之后马上就什么事都没有了，开心了！又哭又闹中的'闹'是想镇住你们，他是想主宰。所以，每个家长来了都说，孩子过去也哭，现在也哭。我说你回忆一下有没有区别？过去的哭，因为他无助，没有人去理解他。现在的哭，是让家长逐渐做到能理解他了。他哭完之后，清爽了之后，他是笑的，脸色是红润的，就是说，哭得越好的孩子哭完脸色越红润。不是让家长不理他，而是让家长问他'有什么不开心的'，让他觉得你在揣摩他。他觉得爸爸妈妈这么关注我，我什么都没说，他们还这么关注我，以后我要跟爸爸妈妈表达。当这方面康复到一定程度，他逐渐就把哭转化成表达了。"

可是有的家长曲解了无故哭闹期的含义，回家对孩子说："你哭吧，你哭吧。贺老师说哭得多就好。"还有极个别家长为了让孩子早一点达到无故哭闹期，故意把孩子招哭，让本来就自我封闭的孩子平白无故受了伤害，情况雪上加霜。后来，孩子来上课，所有家长都发现他状态不对，一问才知道事情的原委。孩子内心也许在想我凭什么哭，而有语言的孩子则会说出这种话。

有一个宝贝刚来上课的时候，用简单语言表达还是可以的。奶奶回家对家人说："贺老师说了不要打断孩子的哭，你们别理他让他哭会儿。"孩子一听马上止住了哭，说："我凭什么给你们哭？"第二天奶奶说："贺老师，你怎么跟算命似的？他还真就像你预估的那样说呢。"

提醒一句，任何拔苗助长都会适得其反，所以一定要掌握孩子的心理。

他们的心理更多的是过度敏感造成的问题，而不是有器质性问题。器质性问题在我们这里是改变不了的。

下面是一个处于无故哭闹前期的3岁半孩子的家长和贺老师的沟通节选：

家长：在他来这里上课之前，他就是在玩着玩具的时候，突然一瞬间就眼泪哗哗往下流，撇着嘴就开始哭了。我们不知道他为什么哭。

贺老师：那就是无故哭闹。那时他多大？

家长：3岁。

贺老师：你们家谁看宝贝？

家长：姑姑。

贺老师：说明姑姑对他很宽松。这也说明他一些功能还没有完全关闭。

家长：他是突然间哭的，头一秒还高兴地玩，第二秒嘴一撇，眼泪稀里哗啦的，委屈得不行。

贺老师：孩子一些功能没有关闭，情况相对比较好，这样我们就会从他的现有基础上继续帮助他转化。对那些关闭了太多功能的孩子，我们会重新帮他打开，否则这些负面的东西就出不来。但上了潜能自然回归课程以后，孩子有段时间会无故哭闹。这跟以前的哭是不一样的，他会越哭越敞亮，不像以前哭完了还伤心。

家长：他就是委屈。他哭一分钟左右就又好了，能接着玩。不过，最近这样哭的频率低了，不像前一段时间频率特别高，一天要有四五回。最近这些天，只有吃着吃着饭，他突然就委屈了，眼泪吧嗒吧嗒往下掉，不过也没大声哭，就嘴撇了一下。当天晚上，同样的情况又来了一次。

贺老师：这只是他刚上了一段课程，情绪刚有一点好转的表现。还是要等着课程调动他潜意识中的无故哭闹期，让他大哭大闹地把潜意识中过往的委屈统统倒出来，才会有更好的效果。不能像之前那样，孩子总是不温不火，这是不通畅的状态，容易造成发育迟缓。没有进展会耽误孩子成长的大好时机。必须在我们的课程中打开潜能的闸门，通畅地大哭大闹，并且还要让他感到他的哭闹是能得到重视的、得到关注和关爱的，明白了吗？他经过我们的课程，他才会有胆量和能力大哭大闹。你千万不要像以前那样，千方百计地制止孩子哭闹，甚至孩子哭的时候装着冷漠没看见。孩子观察没有人理自己，会感到哭没用，于是就噎回去了，慢慢地就变成了不会表达自己情绪的麻木状态。比较偏激的孩子会选择屏蔽自己的情绪，发展到严重的程度时甚至会屏蔽到失去痛觉，导致躲避危险的能力自然下降，这是十分可怕的。

家长：他一哭，我就说"宝宝怎么了，来抱抱，过来抱抱"。他就是哭，哭够一分钟，他就又自己玩了。

贺老师：只能说孩子还没有完全关闭，但也没有通畅。通畅以后，孩子会大哭大闹，在地上打滚，拳打脚踢。这些都还没出现呢，慢慢来吧。

这个孩子在上了一段潜能自然回归课程之后：

家长：现在有时候他要上哪儿，你依着他，他会高兴。有时候早上来上课了，他跑到电梯那里，你要往回拉他，他往地上一躺，闹着不起来，还哭。

贺老师：看来无故哭闹期已经到了，后面还有泥鳅期，就快来了。没有关闭的孩子，效果要快一些。但你还是不能掉以轻心，如果觉得孩子情况好就不再完全配合，孩子就会处在过去的模式当中，有点不温不火，效果还是会受影响。你别说我家宝宝本能没有关闭，比其他孩子好，就可以还按原来的模式。不行！原来的模式只不过没有那么过分压抑孩子的本能，但是孩子并没有打开。已经发育迟缓、跟不上正常发育的孩子，就必须抓紧补上。有的孩子白天就会无故哭闹，是因为他们还没有完全关闭，有的则是在半夜开始无故哭闹。如果晚上无故哭闹的孩子，白天也敢无故哭闹了，那就算是升级了，即敢于当众表达情绪了！他敢于彻底放松，冲破以往教育环境中的束缚了！惹孩子哭闹的一点小事就是导火索，是过往不愉快的事情惹到他了，可他当时没有能力恰当表达和释放，更没有得到家长的重视和化解。正常情况下，本能关闭得特别严实的孩子往往是睡到半夜开始哭闹。这类孩子一般是那些年龄较大或者经过较长时间传统行为强化训练的孩子，他们的本能大门关闭得相对更严实。一般年龄较小又没有经历传统行为强化训练的孩子，本能关闭得不那么严实。本能关闭得越严实，孩子越容易在夜间半梦半醒中开始哭闹，而关闭得没那么严实的孩子，白天就会找茬哭闹。

由于情绪本能没有关闭得特别严实，孩子还敢白天无缘无故或找茬哭闹。关闭得太严实的孩子白天清醒的时候头脑里有个警戒意识，因为他已经内化了家长和老师的戒律："不能无故哭闹，那是不讲理的，是要挨批评的。"他会自我嘱咐和控制情绪，久而久之就丧失了情绪宣泄的能力。所以睡着以后，警戒线放松了，他睡着睡着，突然就哭起来。这可把家长吓坏了！可我们却要恭喜你，你的孩子又进步了，他把内心里的那些东西敢于放出来了。我告诉你，不哭不等于没有委屈，孩子天生都有委屈。为什么孩子生下来就哭？他在肚子里就委屈：为什么你们想吃想喝、想到哪儿都不听我的？孩子在妈妈肚子里，他就是能够感知到的。不信吗？请你回忆一下，当孕妈妈听愉悦的儿童歌曲时，是否能感觉到胎儿在肚子里手舞足蹈呢？

我曾经给一些上学以后学习注意力不集中的孩子做年龄回溯，在潜意识中，孩子能够完全回想起来他是剖宫产还是顺产出生的。不用我问，他自己就会说："哇！大夫拿着明晃晃的刀冲着我来了，划着妈妈的肚皮'哗哗'的声音，把我吓得不得了。"我问："怕什么呢？"他说："怕他刺着我。大夫把我揪出来了，悬空了，外面好冷啊，冰冷的世界！"如果是顺产的孩子，他就会告诉我："哎呀，我的头被（产道）挤压得好疼啊！呀，一丝光线透进来了。"心理学技术能够做得很深入了。我们在给孩子做心理康复的时候，他都是能回忆出来的。

但是为什么孩子平时不知道这些事？因为我们人有意识和潜意识。弗洛伊德把人的意识划分为意识、前意识和无（潜）意识三个层面。虽然按照弗洛伊德的观点，潜意识的东西是难以回放的，但是介于意识和潜意识之间的前意识，在这些神经敏感型孩子的大脑中的确会留下不愉快的痕迹。正是这些不愉快的痕迹，成为阻挡这些孩子认知继续发育的绊脚石。潜能自然回归法正是先释放出那些不愉快的前意识，帮孩子搬走向正常回归的绊脚石。

前意识是能被自己感知到的。我们平时是在意识中生活，在潜意识到意识之间有一道警戒线，这道警戒线就叫前意识。有这道警戒线在，平时孩子就不会放得开。等快到无故哭闹期时，孩子会遇到一点小事就哭，一点不如愿也哭，但孩子还没达到全面无故哭闹的阶段。分离焦虑期和无故哭闹期虽然都是要哭的，但是不管哪种哭，都希望能够让孩子哭得痛快！因此，家长不是要把他哄到不哭，而是要把他哄得哭得更凶！当然，不能故意把孩子弄成伤害性的哭！这个"哭"就像是倒苦水、翻旧账，倒得越彻底，那些过往的不愉快就被抹去得越干净，今后往前进步时就越能轻装前进，因为藏在前意识中、绊着孩子的那些纠缠不清的事，几乎都被打扫干净了！

家长：我明白了，当孩子进入哭的时期，我们尽量不阻断他，要关爱他，让他哭透了。那我们也跟着他做揉眼睛的动作，就是你哭我也哭的那种感觉，这可以成为一种互动吗？我们应不应该这样做？

贺老师：目前这个阶段是不应该做的。这个阶段是以语言解读和关爱为主，因为他在哭的时候你去学他、跟着他哭，虽然你觉得是善意的，而他可能会误解，认为这种模仿是在嘲笑他。

再次强调，虽然这个阶段要让孩子哭得更通畅，但不能急于求成。本来孩子还没有成长到那个阶段，不哭也把他掐哭。拔苗助长，自欺欺人，是不可取的啊。这不仅不是促进，而且会造成新的伤害，这是不行的。我们只能在孩子随着我们的课程进入分离焦虑期或无故哭闹期，他自然而然地找茬哭的时候，去关注他的情绪，用缓慢轻声的、低于他哭的声音（绝不能高于孩子的哭声）说："我们宝宝怎么啦？是不高兴了吗？""妈妈（或爸爸）帮你好吗？"其实他能感受到最亲的亲人有这种关爱的态度比什么都强。

这种是关心的方式。如果换一种语气，带点不耐烦的语气问："你怎么啦？刚才不是吃过了吗？怎么又哭了？"给人的感觉一样吗？孩子明显能够感觉出家长后面这个语气是埋怨。他认为是埋怨，传达给他的意思是下一句话你可能要说有什么可哭的。所以，要用缓慢的轻声说，他会感觉这是在关心他。"我们宝宝不开心了吗？"用不同语气跟孩子说这句话效果是不一样的，所以我们一定要非常和善，然后关注地、关心地去问他。而且是你问你的，他哭他的。不用等待更不用逼着孩子回答，如果他停下来答复你了，反而打破了孩子继续宣泄的"情趣"了。不要觉得贺老师教我那么问，问了他还哭（还哭就对了），我赶紧改个语气吧（赶紧让他别哭了）。孩子虽然表面上没有反应还在哭，但心里是有改变的。而且，这个阶段哭得越透，后面的能力出来得越好！

家长：那我们之前是做错了。之前他动不动就哭的时候，我们就说："你怎么了？为什么又哭了？"

贺老师：这样说的话就会有两个效果：一个效果是，他哭得更厉害，是哭得内心发狠的那种厉害；另一个就是不哭了，他觉得对牛弹琴，没人理解他，哭了没用，就不哭了。这两种效果都不好，都没有疗愈内心伤痛的作用。

孩子那种心里发狠的哭是有伤害的，而我们的课程是有年龄回溯作用的。这时候给他空间和关爱让他哭得很爽，是有自我疗愈效果的。可以问他"怎么了"，同时关注着他、关注他的表情，"哟，我们的眼泪哗哗的"去解读他，他就更觉得你好理解我啊。不要马上给他擦眼泪，可以尝试说"妈妈给你擦擦眼泪"，声音先出来，然后动手做。他如果不想让你擦的时候他会拒绝，你可以说"那我们过会儿再擦吧"。直接去擦眼泪会打扰到他哭的深度！你一擦，打断了他一下，过一会儿哭的感觉就找不回来了。

但是你不说擦眼泪，孩子会觉得你心狠，眼泪都出来了，也不给我擦一下。这种孩子多是因为过于敏感、情绪太多而得不到想要的回馈，是因为我们过去不能完全理解他们，才早早地将自己封闭起来而成为孤独症的。但是，请你千万不能像那些从传统的强化训练机构转来上课的家长那样，自责无比，就好像是自己一手造成了孩子得孤独症一样，真的没有这个必要。为什么呢？因为没有哪个家长不想给孩子最好的。况且一百个孩子一百个样，每个孩子对父母的诠释是不一样的。比如，兄弟姐妹中老大是这样，老二不一定还是这样。但建议还是要先在一个孩子的康复转化走上正常轨道之后，再考虑要孩子，否则会导致家长两边都照护不好。

家长：可我觉得我们家孩子心思特别重。

贺老师：你说得太对了！这种孩子本来就是过早聪明。这是好事吗？也是也不是，因为他们往往过度敏感。过早聪明看似好，但从结果看也可能是坏事，因为他同时也会过度敏感。这种过度敏感造成你按正常发育的孩子去带他就是不行。

孤独症（及谱系）孩子一出生就有着不同于一般人的敏感，也有着不同于正常发育的孩子后天的聪明。聪明是人类社会对个体拥有的一套经过学习后才获得的认知图式所达成的结果，从各方面给予好的评价的综合概念。比如，孩子表现出对一个事物较好的接受理解能力、模仿和举一反三的能力、反应能力、记忆能力、联想能力、虚拟思维能力、执行能力、自我纠错能力等，综合在一起就被视为聪明。这不是某一个单方面的、暂时获得的、足以在人前炫耀的能力——敏感下的虚荣。而虚荣积累多了，如果不能给他表现和释放的机会，就变成了委屈，内在原因还是敏感的情绪没有得到适当的释放。然而，正常孩子的聪明首先也需要孩子对事物和信息具有敏感性。

有了敏感不一定就能聪明，保持有聪明特征的人也不一定就完全消除了敏感的特性。但是获得了聪明才智的人，早期一定具有敏感型特征。

我们这里有好多孩子在 3 个月或 6 个月时，自己就把奶断了。例如，两个曾经有过类似经历的孩子，他们一个 6 个月时、一个 7 个月时，开始咬妈妈的奶头（长牙了），把妈妈咬得很疼。一个妈妈忍不住骂了宝宝，一个妈妈则打了宝宝屁股两下。两个孩子从此以后不吃母乳，只喝瓶奶。这是为什么？妈妈认为他们"记仇了"。

还有一个孩子曾经在 3 个月的时候跟保姆玩得很好，因为妈妈上班不能陪他，而保姆天天跟他在一起。有一天该做饭了，妈妈跟保姆说我抱一会儿你去做饭。这孩子就抓着保姆的衣服，妈妈也没在意，以为宝宝是无意识抓的，就把他手给掰开了，让保姆去做饭。结果孩子在妈妈怀里哭了，一直哭到保姆做完饭过来抱他。从此以后，他只有吃奶的时候才让妈妈抱，吃完奶就要保姆抱。而且吃奶的时候，他也不看妈妈只是吃奶，吃了几个月自己把奶断了。可见，这个孩子才 3 个月大就会记妈妈仇。

这就叫过早聪明。过度敏感会导致过早聪明，给孩子造成不好的影响。有句话说，少年得志，其实就是过早聪明的一种体现。孩子这样容易将好多东西憋在心里，所以我们要让他哭出去。再强调一遍，怎么对待他哭呢？缓慢而关切地说："你怎么了？不开心了吗？""刚才是怎么了呀？"即便他仍啼哭不止，家长也要轻声细语地说。不要以为他没听见，其实他是听见了的；也不要以为要压倒他的声音他才能听得见，压倒他的声音只能打断他。

孩子哭是因为他想找哭的感觉，他内心渴望哭得痛快，所以就不能不让他哭。而且，在他哭的时候，不要全家人围上去关心，也不要都假装忙着干活不关注他，更不要不声不响地离开正在哭的孩子。本来一家人在一起，看孩子一哭就一哄而散，他就会觉得你们都讨厌我哭。这时最好留一个人安慰他，其他人在离开的时候要一个一个走，而且一定要有适当的借口，如说给他听"怎么有股煳味，我赶紧去厨房看看去"，然后过一会儿再走一个人，说"我该买菜了"等。这个留下的人应该是他最亲近的人，最好是妈妈。如果妈妈不在家，就留爸爸或者看护他的人去给他安抚。

下面是贺老师和一个4岁孩子家长的沟通节选：

家长：我们家孩子没有分离焦虑期，可能应该跟他上过幼儿园有关系？他就认为来这里是来幼儿园。我今天说明天休息不来了，我想他可能还是想来，因为说完他有点不高兴。

贺老师：如果只是你们家一个孩子上了幼儿园出现这种漠然无畏的表现，那说明真的是上过幼儿园就不哭了。来我们这里参加潜能自然回归课程的不是只有他一个上过幼儿园，而他们大概都要经过类似的过程。

家长：上幼儿园的时候，他哭了十几天，而且每天都哭。

贺老师：那时的哭和现在的哭是不一样的，当没有人理解他的时候，哭是忧伤，是不快乐的。进入回归通道以后的阶段性的哭是一个能促使他产生自我疗愈效果的哭，他在康复转化过程当中会有助于把很多东西修复起来。哭一次进步一次，以前哭十几天，他不进步反而会造成伤害。可以这么说，以前他是越哭越沮丧。现在这个哭可不一样，他越哭得通畅，哭一次进步一点。他哭到后面还会出现无故哭闹，就算不在我们教室他也会找茬哭闹，走着路或者玩着玩具也哭。先是因为一点小事哭，到后来没有什么事也哭，有事没事都哭，只要自己哭够了、哭爽了还挺开心的，立马就能笑。家长常问孩子怎么又哭又笑的，这就叫无故哭闹，说明他自己已经能够在心底里打扫那些垃圾情绪了。

为什么我们要提前告诉家长孩子会有哪些变化？因为孩子的表现明明是进到下一个阶段了，可家长可能还不知道，到时候一哭，反而认为孩子不愿意来上课，课程不适合孩子，等等。有的家长很信任我们，就认为孩子最近状态不好，请假把孩子状态调好了再来上课。这就错了，请假就不能得到课程的推动了，孩子就不想哭了，等过一段时间再来上一段课之后，他重新打开自己，又开始哭了，因为情绪宣泄是孩子能力提升的表现和基础。刚上升了一步，就因为误会而带孩子离开，孩子刚燃起来的火就又退下去了，还得重新升温才行，反而耽误了康复转化的时间和火候。

○ 无故开心期

无故哭闹期之后就是无故开心期。在从无故哭闹期逐渐过渡到无故开心期的过程中，孩子开始时哭完就笑了，发展到哭着哭着就笑了，再后来是一会儿哭一会儿笑（又哭又笑），有事没事都开心，一点小事也开心，甚至没有任何征兆就大笑不止，而且开心得前仰后合的。家长可能会认为刚才没有什么事发生，孩子突然笑得前仰后合，是不是有什么毛病了？这时候如果问他笑什么，就打断了他的笑点，因为他这时候是突然想起了曾经一个好笑的事，但是此时的记忆力还很微弱，很容易被外界干扰而消失。因此，家长不要打断孩子，问个水落石出。孩子本来有点忘我地维持在前意识状态，这样一问就会被突然唤醒，察觉到自己刚才失态了，我是不是笑得不对了，于是马上收住笑。这样一来，孩子前意识刚打开的那个口子就重新封上了。

到底怎样做才是合适的呢？家长应该轻声细语地与孩子同样很开心地说："哈哈，我们好开心啊！"因为他开心的时候你说出了他的心里话"我们好开心"，他觉得你是"支持我的、欣赏我的"。这是有助于他无故开心期深化的互动形式。有时候，我们在课堂里也陪着学生笑："哈哈哈，贺奶奶也好开心啊！"他觉得老师跟他是伙伴，他就更开心了。所以，在潜能自然回归课程中，孩子在进入阶段性成长通道后，他哭他笑都是对的，请家长支持而不要贸然打扰孩子前进的步伐。

把前一阶段的哭和这一阶段的笑联系起来，借用中医的一句话，叫作"驱邪扶正"。驱邪越干净彻底，扶正的效果就越好。孩子的潜能自然回归过程就是要先给他塑造一个好心情、好环境，然后为激起他的兴趣和自信打下好的基础。

下面是贺老师与孩子处于无故开心期的家长的一段对话：

贺老师：为什么父母双方都要学习怎么应对和处理孩子的这些变化呢？因为孩子出现一些状态的时候，不一定身边就是固定的某个人，所以父母都要掌握这个技术。比如，无故哭闹是好事还是坏事？这是好事。经过了上一阶段的家长，在这一阶段可能又会被吓着了。无故开心期，孩子因为一点小事就笑，没事也笑，然后还傻笑，无故地傻笑，笑得前仰后合的。你觉得刚才没发生什么事，孩子怎么笑成这样。但你不要找什么（现实的）原因，因为他本来就没有明确原因，可能只是想起（调动记忆的好时机）曾经一件开心的事。如果你非要找现实原因，他就觉得你们嫌我傻，没有情趣继续刚才的开心和回忆了。

家长：我们之前还对他说"你傻笑什么""你怎么又傻笑了"。从去年夏天，他就开始这样笑。我们有一次在开车回家的路上，他突然就笑得不行。那是第一次出现这种笑，就从这时开始他就时常笑得不行，开心得不得了。

贺老师：你们家孩子没来之前就有无故开心现象，说明孩子还有一点本能的东西没有关闭。但很可惜的是，没有针对性潜能自然回归课程促进和推进他，白白浪费了一年的宝贵时间。不过，我们的课程可以接着之前的基础继续推进，让孩子在我们这里进入康复转化的阶段性轨道，而不用费很大的精力去叩开他的大门。如果你们的孩子一直像过去那样维持在无故开心期，而没有专业的课程去推动的话，他就可能长期不温不火，一直傻笑，一直无故哭笑，即便长大了，他也会毫无征兆地哭笑，那就是大事了。因为全世界的孤独症儿童后来都是这样，所以到了精神科，大夫认为他们有精神分裂症的症状。

　　凡是上过潜能自然回归课程，孩子在较短时间内经历完这些阶段反应之后，就会逐渐走向正常。但如果家长配合不好，有意无意阻碍孩子不能通畅地开怀大笑，他就可能会花较长的时间去经历这一阶段，浪费宝贵的时间。所以一定要把这些东西先逐步地发泄出来再把它甩掉。但不经历完是甩不掉的，过一段时间又会出来，反反复复，永远甩不掉。一定要经历过了才行，所以需要家长好好配合。这也验证了我们的一个观点——孤独症（及谱系）主要发生在孩子从"原始性向个体存在性过渡的发育阶段"，其原因是"原始功能的退行受到了外界环境的干扰"。

　　孩子傻笑的时候怎么办？这时候，家长可以模仿他，他傻笑，自己也傻笑。但他哭的时候，家长是不能跟着他哭的。如果跟着他哭，他有两种想法：一种是觉得家长可能是在笑话他，另一种是他感觉家长也没有能力帮助他。后一种情况，孩子会认为，大人没能力，我也没能力，那我哭也没用，于是他就不哭了，但内心充满无助感。这样就没有得到哭给孩子带来的康复疗愈效果。因此，家长需要多多关注孩子的情绪，他傻笑的时候，就陪着他哈哈大笑、傻笑，还要附和着说："真开心……"每次哭和笑都会在孩子大脑中产生某种波的震荡，而一次次的同类意念的影响力必然会衰减，对孩子的影响力都会不如前一次。这样经过一个阶段，直至逐渐消失。

○ 无故哭笑期

　　无故哭笑期是继无故哭闹期之后和无故开心期之前出现的一个过渡时期，孩子这个时候处于两种情绪的交替中，觉得过去的经历不开心，与现实当中的一个导火索（一件不开心的事情或者是一件很小的事情）连接上，就会勾起无故的哭闹甚至是大哭，而且哭很长时间。他哭的不一定是眼前的事情，而是他曾经历过的委屈或压抑。现在获得了能量，他要学会表达，要把它表达出来。

　　大部分孩子是先哭然后再笑。他先是哭上一阵，突然像发现一个怪现象似的，又哭又笑，或者哭着哭着，眼泪还挂在脸上，他又开始哈哈笑了。这个时候，家长一定要做好思想准备，不要害怕担忧。

无故哭笑期就是这样，有的时候哭着哭着因为释放了很长一段时间，他又想起了一件开心的事或者现在觉得很开心，他又笑起来了。看起来又在哭又在笑，是孩子在康复的过程当中必须经历的。对此，家长不必害怕，因为可怕的是一辈子都这样又哭又笑。那些经过传统行为强化训练的孩子，一辈子就这样无征兆地又哭又闹又笑。他们上不了学、上不了班，即使坐在教室里，也只会又哭又闹又笑，谁也不能说是在正常上学。

虽然现在孩子又哭又笑让人捉摸不透，但实际上这是一种向好的发展过程，因为他现在已经有了能让自己开心的事情了，他突然发觉实际上也没什么可哭的，最近挺开心的，就开始笑了。这也说明孩子快到学会表达情绪的调适阶段了，正在尝试学习把握控制环境和处理一些事情，未来还能够与家长或与同伴进行一些交流。同样，孩子这时也许想起一件有趣的事情，又会突然笑起来。所以有时候他又哭又笑，我们把这个时期叫作无故哭笑期。这个阶段，孩子会随着课程的推进，逐渐变得哭得越来越少，向外倾倒负面情感的残余越来越少，引发他笑的时候会越来越多。这也是一个过渡期，不会永远就这样哭笑下去。

有的家长认为孩子这样哭笑是有精神问题。其实，即便那些没有经过潜能自然回归课程而用其他传统方法训练过的孩子，全世界报道过的出现类似又哭又笑情况的例子也有很多。这类孩子没有达到彻底康复，长大了仍然会持续若干年反复出现一会儿哭一会儿笑的情况。因此，有些人将孤独症（及谱系）归于精神疾病。但实际上，如果孩子有向好发展的趋势，这种状况是不会持续下去的，是会向正常方向发展的。而在潜能自然回归课程中，这只是一个过渡的时期而已，是我们课程推进到这里，要孩子把过去的情绪释放出来，而且在表达的过程当中，孩子会将千百般滋味都倾倒出来。

无故哭笑期作为无故哭闹期和无故开心期之间的过渡，就像老话讲的那样，"拔出萝卜带起泥"——两种感情的记忆交替出现。悲伤的感情释放完了就不再悲伤和压抑了，而愉悦的感情最终会占上风，因为他会提高人的兴奋点，给人以快感。

这个阶段要让孩子尽情去表达，尽情去释放，到后面他才能学会表达、控制和把握自己情绪的能力。这样一来，孩子自然就不会再出现不该哭闹的时候哭闹，不该笑的时候大笑，他会在合适的时候运用自己的哭和笑来保护自己，以达到正常社交的目的。那个时候，他就会逐渐趋于正常。

那么，孩子经历一定时间的潜能自然回归课程之后，达到无故哭笑期，家长该怎么处理呢？首先，在孩子哭闹的时候家长不能说："不哭了，不哭了。"这种"不哭了"不是哄，这叫阻止。家长认为，贺老师说不能阻止孩子哭，那他哭的时候就不管他，他一个人哭着哭着就没力气了。孩子确实会没力气了就不哭了，但是孩子内心太失望了，受伤了。那么，孩子哭闹，家长到底该不该哄呢？该哄得哄，肯定要哄。怎么哄呢？主要是关注孩子的情绪，然后解读他的内心，关切地问他："宝贝，哭了呀？好伤心的。"让他感到有家人关心，感到温暖，觉得自己的哭是有价值的、有力量的、受到重视的。有的家长掌握不好，会说："你哭吧哭吧，贺老师说的让你哭得越多越好，那你就使劲哭。"没想到孩子突然就不哭了，他心想我凭什么要给你哭。

下面举两个哄孩子的方式，请家长细细体会一下：

"你哭什么呀！"（严厉急促的口吻）孩子会觉得妈妈烦我了，说我不该哭。

"你哭什么呀？告诉妈妈，需要妈妈帮助吗？"（温柔缓和的口吻）孩子能感觉到妈妈的关爱和支持，是有力量的。

还有的家长只要孩子一哭闹，就马上抱抱拍拍。抱抱拍拍当然比不理他强，但不是最好的选择。因为一哭就有人抱，并没有达到消除孩子内心痛苦的作用，可能会造成获益性哭闹，落下痼疾，阻碍下一个进程。而且，有些家长抱住孩子的目的也是让他不哭了，但他需要的是有人帮忙解决问题。注意，最关键的不是真的要解决问题，而是让孩子感受到有人来帮我解决这个问题，有帮忙的态度和过程。有人帮我解决，虽然一个人永远走不到另外一个人的内心，有人来解决也不一定最后能得到他想要的结果，但是有人想帮自己解决问题，他心里就舒服了。最后的目的不是家长替他解决问题，而是要让他自己逐渐学会去解决问题。

潜能自然回归过程需要的是，只要有家人来帮孩子，他就能学会自己去解决。虽然家长有可能帮了半天也帮不到点上，但是他能感受到家长那份帮忙的心意，他最后逐渐觉得自己才能解决问题。这样就达到我们课程的目的了。不是什么问题都帮孩子解决，你帮他解决了，他省事了，可将来去上学或长大后还是没有解决问题的能力，怎么办？那是说家长不帮孩子解决问题，他自己就能培养能力了吗？也不是。如果我们目前不去帮助他，他没有感受到爱的支持，他就建立不起安全感。没有安全感和信心，他将来就不可能获得解决问题的能力。其实我们只是尽量去理解他，展现出帮助他的欲望和态度就达到目的了。

家长想帮忙得先知道孩子的需求是什么。他想使劲哭一会儿，家长却不想让他哭，只想赶紧给他把问题解决了，或者不问青红皂白地给他吃点东西，堵住他的嘴。虽然有时这么做，孩子终于不哭了，但是发泄通道也被阻塞了。所以，这是一种不对的方式。其实，我们是要让他哭得通畅，让他发泄透彻更好。

有些家里的老人看见孙辈哭就心疼，但我们会劝他们现在心疼，以后能心疼孩子一辈子吗？如果现在不是这样心疼他，而是好好配合我们的课程，尊重孩子的成长阶段，到时候他有能力了，会心疼自己的身边人，看见家人感冒不舒服，他会赶紧端茶倒水。现在心疼他而阻止这种情绪的表达，孩子这方面能力没有具备会影响其他能力的发展。不能过度心疼孩子，但是表面上还要表达出想要帮助他的意愿。我们永远也达不到他内心想要解决的标准——那是肯定的——因此更不能太过包办代替地帮他解决。他的内心只要感受到我们有帮助他的态度，他就能尝试性地学会自己去解决。

孤独症（及谱系）儿童只是不会表达情绪或表达得不对，是表达的差别，显得像精神分裂症。但我们只要能把情况捋顺了，让他学会当场表达自己的情绪，他就接近正常的方向了，该哭的时候他就能够哭，该笑的时候他就能够笑。这就是顺理成章的状态。所以，哭笑无常这种情况出现的时候，家长别以为他的问题加重了，这是他本来深层的问题翻出来后的表象。康复转化的阶段性就是这些问题从里到外一层一层地去过关。本身的问题不出来就无法解决，无法解决就无法进步。

很多接受传统训练的孩子最后都面部肌肉僵硬，有的有点五官歪斜、两眼发直，有的爱尖叫，有的自残打自己的头等，有很多怪异刻板动作。电视上类似的公益节目里出镜的年龄稍微大一点的孤独症（及谱系）儿童很多都是这样。但是，看看那些没有被训练过的或在训练之前的孩子，再看看参加潜能自然回归教育转化的孩子，就可以对比出，孤独症（及谱系）儿童远没有电视画面里的孩子那么可怕。就是因为传统行为强化训练太强调纠正、干预，把孩子本身内在的负面情绪都按得死死的，不让它们冒出来，在心中压抑很多年还继续封存。对于敏感型的人来说，这些负面的情绪记忆会形成特有的短程回路，会时常被回忆和强化。而且，强制性训练还会形成新的压力在他们内心积累，变成更大的负面情绪。俗话说，别人对你做一件好事你可能只记得一时，别人若对你做一件坏事你可能会记一辈子。这是人的天性。压力总是要寻求出口而抑制不住地表现出来的，最后就变成了电视上看到的那些孩子的样子。也就是说，电视只抓拍到孩子表现的一瞬间，而不可能通过拍摄揭示出孩子内心的伤残。

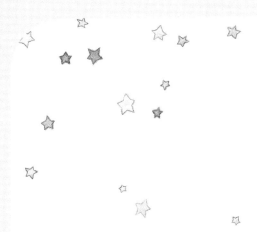

大脑唤醒篇

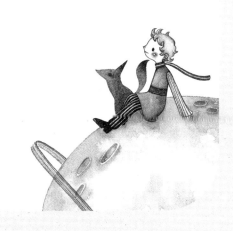

第三章 大脑修复阶段

情感启动阶段之后是大脑修复阶段。因为大脑是人的言行举止的总指挥部，你的行为、你的语言、你的表现、你的所有人际关系都靠大脑控制，所以我们的潜能自然回归课程要让孩子的大脑自我修复、启动。怎么启动？不能吃药、不能打针、不能按摩、不能埋线，也不能做任何其他外界的干涉——这是从那些接受过干涉的孩子身上总结出来的。

有个家长在孩子接受潜能自然回归教育转化期间，还带他在外面做按摩，觉得能够多方面帮到孩子。但很快贺老师就发现孩子不对劲，原本还比较清醒，突然就变得懵懵懂懂的，眼神又跟刚来的时候似的。于是，贺老师就问家长做了什么。家长开始还不肯承认。贺老师说："不对，什么都没做孩子不会这样反常！家长要不实在的话，我们这个课可能对你们孩子的帮助就没有别的孩子那么到位了。关键是效果打了折扣我还找不到原因，问题怎么能得到解决呢？"最后家长说实话了："贺老师，我们悄悄在外面做按摩去了。"

还有的家长跑出去找偏方，在孩子头部和颈椎埋线，造成孩子药物反应，上课迷迷瞪瞪，效果明显落后于其他孩子。家长还挺固执，说各是各的效果，互不影响。遇到这种情况，贺老师为了保证孩子的状态，马上向家长提出，如果不能退掉外面的不当课程，那就退出我们这里给孩子安排的课程与活动，以免造成孩子过多的体力负担。所以，以上做法对孩子造成的额外负担和心理影响都是不好的。

一般到了大脑修复阶段，家长看着孩子一步一步走过来，越来越好，对我们已经有很强的信任了。但看着别的、比自己来得早的孩子，康复得那么好，难免就有些着急。也许对于这个孩子来说，康复速度已经相当快了，但有些家长还是不满足，特别是那些没有走过弯路的家长。而且，这个阶段又是大脑的重要康复期，家长就觉得必须弄点外部刺激促进一下。通过吃药来促进的很少，因为正规医院是不给开药的，很多家长也不敢给孩子做过激的康复方式，所以推拿按摩就成了家长的首选。试想，推拿按摩在我国流行这么多年了，如果对孤独症有效果，我们国家应该没有孤独症（及谱系）患者或者很少才对。但实际案例证明，推拿按摩不仅没有好处，还会对康复产生负面影响。因为推拿对于一个成年人来讲，由于知道是在治病，他会忍耐这种不舒服。孩子是没有这个想法的，他一感到不舒服就紧张，而一旦紧张占了最主要的地位，通道就会趋向于关闭，甚至会对刚刚启动的大脑修复造成减缓的负面影响。

大脑修复阶段非常重要，凡是在我们这里康复过一段时间的家长都知道这是非常重要的阶段，需要认真对待、积极正确地配合。

○ 类倒时差期

经过无故哭笑期，孩子必然处在越来越兴奋的状态。这时候家长观察到孩子如果白天睡过觉了，晚上就不睡了，而且晚上还格外精神。如果出现了这种情况，就说明类倒时差期来到了。恭喜！孩子又前进了一步！因为这是大脑潜能启动的标志。

这个时间段就是要权衡利弊，如果为了养成好习惯或者以为白天把他叫醒，他晚上就睡了，那么即便这样做了，到了晚上他也照样不睡。所以，不让孩子白天睡觉，就会让他白白损失了大脑功能调适的宝贵时间。

这个阶段是大脑功能调适的过程，而且还会随着课程的推动晚上睡得越来越晚，早上不起床，白天当黑夜睡。有的甚至白天黑夜颠倒，到晚上就不睡，精神还特别好。有的家长对此很焦虑，觉得前面进步挺大的，现在怎么退步了？

贺老师认为，每个孩子都有这个过程，有这些过程且反应得越鲜明，他日后留下性格缺陷的概率才越低。如果家长配合得不好，好多东西他就无法经历。而这些东西不经历过，就成为他今后缺失的部分，多多少少都会造成一些痕迹。因为前语言期即孩子 6 ~ 9 个月大时，他会有一个对声音或特定频率特别敏感的时期，这个频率被当作生物钟频率记载在大脑里，而孤独症（及谱系）的孩子恰恰未能接收到清晰的频率。当时，他们所依据的生物钟频率未能建立起来，也未能很好地完成休眠—修整过程。而在类倒时差期，孩子的大脑在去除原本不清晰的生物钟频率后，通过激发潜能（以同样的频率与孩子做尽可能的眼神、轻柔话语、动作的交流，使孩子感到在老师面前被接纳、被理解，使孩子的各种试探、哭闹等"不良行为"得到老师的认可且由弱变强），逐渐使得原本压抑本能的"硬壳"出现裂缝和松动，以此达到用新的、与正常生理功能相匹配的频率来替代，建立新的生物钟频率。所以外表看上去，孩子像是在倒时差。

这个时期的孩子特别容易受惊吓，就像在静水中的蚌壳被水的突然扰动所惊吓，刚打开一道缝隙，就又合上了。孩子正是要在这个时期完成他的心理准备过程。

还有一种情况是，类倒时差期和沉睡期连起来了，即晚上不睡早上不起。家长对此也很着急，但想让孩子加快康复，又不想让孩子有不同的表现，这是不太可能的。一点状况都没有，孩子就康复得慢，我们反而需要他多出一些状况，效果更快一些。

在这个时期，家长最接受不了的是：孩子不睡，也不让家长睡。家长说我睡一会儿，孩子非得把自己摇醒。这是因为他觉得孤独，需要陪伴，所以家长要不辞辛劳，轮流陪着他玩。但要注意的是，家长只能当配角，千万不能喧宾夺主！同时还要表现得很乐意陪他，不能表现出无可奈何的样子。这段时间可能要辛苦家里人倒班，要不然家长精力比不过孩子，会累坏的！

随着课程深入，孩子会越睡越晚，有的甚至凌晨 3 点才睡。第二早上可以让他睡到自然醒。一般对这个阶段的孩子，我们会把课换到下午。但恰恰在这个时期，孩子即便头天晚上晚睡 5 小时，第二天早上只晚起床两三小时，他也照样精力充沛。

这种情况没有关系，家长不用焦虑。而且，焦虑没有用且有危害。危害在哪儿？孩子还小，比较脆弱，家长不关注他的情绪，而只关注他的自动疗愈现象，总在想孩子不睡觉怎么办。而且，家长一个迟疑的眼神，就像是在静水中搅动了"张开的蚌壳"，起到破坏孩子心境的作用，导致他把刚要打开的心灵枷锁又给关上了，延迟孩子对外界的试探勇气和转换过程。孩子也会感觉出家长在质疑这个行为对不对，导致他心理负担加重，更加推迟入睡时间。所以，家长焦虑也不能改变孩子晚睡觉的现象，孩子还容易带着不开心的心情，即使后半夜睡着了也睡不踏实、睡不好。面对孩子出现的这些状况，家长先欣然接纳（同时向我们反映），表现出非常开心、非常欣赏孩子的自然回归历程，这样会有助于孩子的康复转化。

有时候，半夜哭闹和类倒时差期是连着的。孩子半夜哭闹，哭着闹着就不睡了，和类倒时差期很像。有的孩子原来9点就睡，后来10点睡、11点睡，有的推迟到凌晨1点、2点，甚至3点、4点才睡。这些都没有关系，因为在类倒时差期即便孩子不怎么睡，他第二天也是精神抖擞的。不像以往他没睡好，第二天眼睛肿，精神也不好。而且，我们多年的经验和大量案例显示，每个阶段和时期孩子表现越鲜明，后面的康复效果越好。

○ 沉睡修复期

在上升到大脑沉睡修复期时，有不少孩子，特别是年龄小的宝宝，在我们这里上完课，家长抱着回家的路上就睡着了，有的甚至还在教室门口等电梯就在妈妈的怀抱中睡着了。这就是大脑沉睡修复期。由于稍大一点的孩子是拉着走的，所以路上不可能睡着，但是到家之后可能还没吃饭，或者是吃完饭就睡着了。有的孩子甚至没来得及吃饭，回家躺在沙发上就睡着了，还睡得特别沉，怎么叫也叫不起来吃饭。

请家长注意，大脑沉睡修复期可远远比按时吃饭重要！这时候，孩子的大脑并不像表面看到的那样在"沉睡"，而是在完成另一套繁忙的工作，即大脑神经网络的修复。此时家长不要只顾叫他准点吃饭，可以轻轻地尝试性地叫一下："宝宝，我们吃饭了。"他很不乐意，一翻身又睡着了，就不要再叫了，家长可以轻轻地说："还想睡呀？那我们一会儿再吃吧。"要悄声细语地告诉他，而不要大声喊"吃饭了"，否则会吓着孩子。而且，要尽量给他安静的环境，保证他的睡眠质量，因为大脑在修复程序需要安静。

这个时候吃饭不重要，什么重要？睡觉重要。饿一顿没有关系，真的饿了他会自己起来要吃的。此时不要再强调按时吃饭，即使按时吃了也没有用，毕竟这么多年孩子都按时吃饭了，可他的身体也没康复，何必在乎这一顿半顿的呢？我们要打破过去的一种旧模式，才能建立一种崭新的模式——健康良好的模式。

凡是在我们这里上了一段时间课的家长，都知道不打断孩子睡觉是非常重要的。贺老师一般是不让孩子随便请假的，因为最好不要耽误课程，如果耽误了，他前进的步伐就会减缓甚至停滞不前，毕竟每天对他来说都是黄金期。但孩子到了大脑沉睡修复期，他睡觉比上课还重要！也只有这个时期，赶上孩子睡觉来不了，贺老师是不允许家长非得把孩子叫醒的，是允许请假的！不要怕孩子睡觉耽误课程，后面找时间再补课就可以。但耽误或打扰了孩子的大脑沉睡修复，就很难重新回到那种感觉了，会无形中拉长康复转化的周期。

孩子上升到大脑沉睡修复期，几乎每个家长都容易进入一个误区："我们孩子可能是累了，昨天一出教室就睡着了，晚上回家饭都没吃，一觉睡到大天亮。"然后，家长就提出要请长假让孩子好好休息休息。家长产生误解是因为不了解这个过程，孩子不是累了，他是在经历一个非常重要的修复大脑的过程，要不那些发育迟缓的功能怎么补得起来呢？第二天早上只要他能起床，就来上课，如果起不来就和老师联系，我们会特殊地给孩子调到下午上课，这样既满足了孩子的大脑沉睡修复，又保证课程的后续推动力。如果孩子这时候请长假了，沉睡修复期就容易突然中断，看起来似乎不那么贪睡了，过一段时间再回来上课，孩子又会再一次经历沉睡修复，这无形就会浪费时间，所以不要随便请假。那什么时候可以请假呢？他睡到早上还没醒或者叫醒了转眼又睡着，那就不要再叫了。这个时候可以请假，因为保证大脑沉睡修复阶段的连续性比上课还重要，以后把课补上就可以了。如果家长一厢情愿地给孩子请假，连续多天休息之后，孩子不沉睡了，再来上课他还是会沉睡的。这是因为请假会造成大脑修复的内动力减弱，过一段时间孩子不总睡觉了再来上课，接连几天之后，就好像水又开始加热，烧到一定温度的时候，他就又开始沉睡修复了。个别固执的家长仍然不听劝阻又请假。这时劝阻家长一定要吸取前面的教训，事实摆在这里，不相信也不行。前面很多家长都吃过亏，难道所有人都要重复一遍？大多数家长都是能听劝阻的，但极个别家长不到黄河心不死，抱有怀疑态度，对我们说的不完全相信，可到最后和其他孩子效果一比较，往往后悔不已。

浪费课时还是次要的，黄金窗口期浪费了实在可惜。在大脑沉睡修复的过程中，家长会发现孩子的眼神等各方面又好了很多。最重要的是，头型修复得要快一些。很明显，沉睡期过得好的孩子比沉睡期没来或沉睡期过得不好的孩子修复得快，头型改善得也快。

这个时候很多原本下午睡觉的孩子早上不起了，或者午睡时间特别长一直睡到下午。我们会根据孩子的具体情况给孩子重新安排课程，尽可能保障孩子的沉睡修复时间，又减少这个阶段所耽误的课程。

除此之外，因为这种孩子的思维比较有跳跃性，缺乏连续性的、深度的思维。在潜能自然回归课程中，孩子经历大脑沉睡修复有什么好处呢？就是能够把那些过于跳跃性的思维修补成为连续性的思维。没有思维的连续性，思维就会很浅表，没有深度的理解，即使有语言也会是比较肤浅简单的重复对话。我们要让孩子思维的链条拉长，那么大脑自我调适的过程就必须有一个沉睡修复时期，修复成一个以完成后的本能为基础的应该发展成的样子。而那些生存所需要的基本功能，都是在左右脑的协同配合下完成的。逐渐搭建起各脑区之间长程的神经网络带来的是全脑型工作模式的建立——多个脑区联合的工作模式。也只有在这种模式下，孩子才可能发展出深度思维。在沉睡修复期，脑神经网络也在发生改变，大脑的用进废退功能正在被唤醒。这种功能最有效的时期只存在于特定的年龄段，所以也被称为"黄金窗口期"。它对于减少杂乱的短程网络、修复长程网络有着重要的作用。

这个阶段除了要让孩子保证睡眠外，这一点也是家长应该注意的。

○ 精力充沛（旺盛）期

接下来就是精力充沛（旺盛）期。进入这个时期的孩子可能让家长觉得他不吃不喝不睡还多动，哪里来的精力啊？而且体重不减反而还会增重，不可思议！最开始我们也觉得很奇怪，但是经过这么多的案例，确实每个孩子都是这样的。因此，这个阶段孩子如果不想吃东西，家长追着喂是没有必要的。不要喂他，他饿了会主动要吃的。这个时候，家长要多关注孩子的体重，他只要不减重或者减重不超过 2 斤，他不吃就不要追着喂。当然，家长也可以追着喂一两次，但不要往嘴里塞，否则只会让孩子难受。

有一点是很多家长顾虑的：万一孩子饿坏了怎么办？请家长放心，只要排除身体疾病，只要他不减重或体重下降不超过 2 斤，就不是身体毛病，而是我们的课程效果。减重减到多少需要注意？2 斤是个警戒线。如果减重超过 2 斤，需要及时带孩子就医，排除其他身体疾病。如果减重不到 2 斤，甚至开始增重，那么就是孩子进入精力充沛（旺盛）期了。再强调一遍，家长要给孩子称体重。除了个别案例，到了不吃这个阶段，孩子体重一般都不会减少。这么多年只有两个孩子减到 2 斤，然后开始增重，其他的都不减。关注的目的是，让家长有一个衡量的标准，否则家长容易变得焦虑不堪，导致孩子感受不到家长的支持，直接影响到孩子的康复转化效果。

所以，经过前面两个阶段之后到了这个阶段不吃不睡没关系，但要保持一定的精神状态和体重（一星期或者 10 天称一次体重）。当然，只能是上了我们的课程且经过了前面两个阶段之后，孩子出现这种表现时才能达到这样的效果。不是说每个孩子不吃不睡都是正常表现，没上我们的课或者不是处于这个阶段的，出现这种状态都是要注意和关注的。

处在精力充沛（旺盛）期的孩子特别多动，即便他本来就有点多动，也不能和这时相比。家长肯定会想，现在这么好动，以后会动成什么样子，会不会登高爬低上房揭瓦？所以，家里很多东西都得提前收好，特别是贵重的物品和危险的物品，因为孩子只要摸着了就不能说"别动"，说了"别动"就是阻止——除非对他有危险，还是要首先保证安全。在有危险的情况下，我们所有的教学技巧都不要管了，首先要保证孩子安全。但在安全的情况下，你非不让他动这个东西或那个东西，清规戒律一大堆，这是不行的，是和课程目标相违背的，他就会觉得"我重要还是东西重要"。因为他现在没有意识认为这个东西可能有价值，他就认为"我重要还是它重要"，一被阻止，他就觉得在家长看来东西比自己更重要。这个阶段，孩子在心理上解读得比较极端，所以家长不能说"别动"，他只要去摸了，即使打坏了，也不能去阻止，也不能批评他。打烂了东西，家长还得关切地说："哎呀！吓着没有啊？别扎着我们宝宝的脚了。"家长要关心他，去弥补孩子内心的"爱的空洞"。

另外，要注意特别高的地方不要放易碎的物品。容易砸下来的物品也不要放，有安全隐患，可能会砸到孩子。有些有用的书一定要提前锁起来，有一些孩子喜欢撕书，而且家长喜欢哪本书他就撕哪本。专门买给他用来撕的书，他反而不要，也不撕。因为他认为家长看过的书一定很贵重，他看不懂，就想把它撕一下，看是种什么体验，是个什么声音，手感怎么样，为什么家长那么喜欢看它。家长不能说这个不能撕，撕另外一个吧。他是不会撕家长不重视的、想让他撕的书，强制阻止反而会阻碍孩子的发展。所以，有用的书一定要提前锁起来，而且是悄悄锁起来。

这段时间，孩子一方面在重新发展他的感官接受能力，他会在各种行为中得到不同以往的体验，包括物品的重量、扔出去的轨迹、落地的声音、触摸的手感等。另一方面，孩子在萌发自我意识，似乎在尝试事事都要以自己为中心，看家长还会不会像以前那样"限制我"。自主意识的建立是最宝贵的起点，它会带动后面发育出一系列的本能。但它也要有一个渐变的准备阶段。因此在这个阶段，不论扔东西还是撕书，都会让他乐此不疲。这就是他在发育自己。

○ "不吃不喝"期

在上一个时期开始，孩子就有"不吃不喝"的现象出现，而且体重还不减。这看着有点神乎其神，跟玄学似的，但背后的原因很简单，孩子有可能吃了零食。所以，当孩子要求时，家长要不断提供零食。

这个"不吃不喝"期与通常意义的禁食是有区分的，是我们潜能自然回归课程推动孩子进入一个家长认为不吃不喝，其实孩子在调整食谱的自动状态。孩子会去尝试着吃一些过去拒绝吃的食物，特别是所有孩子都喜欢吃的零食。而禁食是人为地禁止孩子摄入维持人体基本生命的营养物质的行为。

这里要着重讲一下风行一时的误区——禁食。

禁食理论一开始出现的时候，我们就是不赞同的。一些刚来我们这里的孩子就正在禁食，于是贺老师就跟家长说清楚，如果要禁食就不要在我们这里康复，否则不仅没有明显的效果，而且孩子万一由于营养不良身体出了问题也说不清楚。孤独症（及谱系）的孩子本身就容易对诸多食物不耐受，身体营养不均衡，因为他们很多东西无法用语言表达，有时候感到难受也无法说出来。但凡事都有个度，适当控制不耐受食物的摄入量是可以的。比如，亚洲人普遍存在乳糖不耐受，但大多数人每天喝 200 毫升的牛奶是不会有问题的，所以我们在超市里买的牛奶，基本上单人份的都是 200 毫升左右。只要不超过一定的量，一般人都不会有事。像乳糖这种即使超量了反应也不是很严重的不耐受食物，更不用特别在意。除了控制好量，很多正常人必须摄入的东西如果不耐受，也可以采用轮替或者少量摄入建立耐受的方式来解决。

这里说的禁食是查出孩子不耐受什么就不让孩子吃什么，完全不让吃。但在禁食下，一个成功康复的案例也没有。这种情况下，只能说孩子变得不"多动"了，其实是孩子缺乏营养，饿得没有力气折腾了。所以，这种所谓的对孩子有帮助的禁食是毫无根据的。让人不可思议的是，有些禁食方案还不让孩子吃淀粉类的食物。按照统计，人类对于淀粉的不耐受概率是非常低的，相对来说对于蛋白质的不耐受反而高一些。我们接触过几个禁食的孩子，家长说大夫不让吃淀粉类、奶，糖也不让吃，但是要天天喝特定的进口奶粉、吃肉、大量蔬果干……还有很多禁食的理论是，这类孩子原本多动，禁食之后他们就安静了。当然安静了，没有能量了还怎么动啊？没有能量补充了，也不可能为他身体及大脑的功能恢复提供足够的能量和必要的营养。

孤独症（及谱系）儿童中有很大比例本来就是肠胃虚弱、食物不耐受及营养不足等，如果再给这些孩子禁食的话，就等于把他们的能量卡住，不但不能解决"自闭"的实质问题，反而会出现营养缺乏，无法支撑孩子在康复过程中的运动消耗及大脑神经网络的发育和发展。这样的做法稍有不慎，就无法保证他们回归到正常的发育轨道上来。

以前，几个正在禁食的孩子来我们这里上课，课上的基本表现就是站着不想动。上过一段时间课以后，孩子一进教室马上坐下不起来，甚至拉着也不愿起来，再往后是躺着不动，最后来了就开始流鼻血，而且随着时间的推移，流鼻血的次数和量都在增加。奇怪的是，每一个禁食的孩子都无一例外地照此发展。这使得本来就严重缺乏营养的孩子，身体变得更加羸弱。更可怕的是，家长不听劝，坚信禁食能够帮到孩子。看着孩子这么流鼻血，家长没有表现出惊讶和心疼，只是解释医生说跟禁食没关系，是孩子鼻黏膜的问题。可是，我们发现每个禁食的孩子都何其相似！后来，贺老师请教了我们这里的一位医学博士，家长才明白，原来是孩子体内极度缺乏营养，凝血酶过低而鼻子比较脆弱，就容易出现流鼻血的现象。所以，此后凡是已经参加禁食的孩子，我们就一律婉言拒收。我们这里曾经有一个孩子去一家知名禁食医院交了 1 万多元的大便化验费用，用国外技术查不耐受。当时，大夫给孩子下的结论是不可能有正常语言，只能减缓退化速度。机缘巧合，家长查完当天下午来到我们这里参加潜能自然回归课程，后来孩子进步很大，不仅有了正常语言，而且能说会道，唱歌跳舞也不在话下。

所以，如果孩子真的对某类食物不耐受，可以去医院查，但是不要找那种支持禁食的大夫。不耐受本是免疫科范畴，却做起了孤独症的康复，本身就是专业不对口的，所有的理论和观点都是从免疫科的专业出发。要找就找专业免疫科的大夫，相信专业的大夫肯定会给出相应的解决方案，但是绝对不是完全不准吃。而且，相信我们每个人去医院查都会有些许不耐受的食物，就像牛奶一样，只要不过量就不会有较大的不良反应。有较大的不良反应，就应该找专业的大夫，不要去找那种跨界大夫，从不耐受的角度治疗孤独症。更不能没有症状还去查食物不耐受，查完了就禁食，这是本末倒置。有的家长因为怕孩子不耐受，连维持生命活动所需的最基本营养都不让孩子摄入了。任何一个正常人的思维都应该明白，健康活着比不耐受的反应更加重要。因为有些孩子来我们这里之前就禁食了，所以他们禁食之前什么样子我们不知道。但有一两个孩子是来我们这里上了一段时间课之后悄悄开始禁食，前后的变化还是能够对比出来的。而且，这两个孩子的家长都不是发现孩子有不耐受的反应才去禁食，而是听别人说禁食好才去。这两个孩子在禁食之前身体很正常，康复转化效果也很好。可查完不耐受之后，他们就什么都不能吃了。有一天，孩子抢着吃了一点糖，家长就觉得天要塌下来了。

重要的不是听谁说什么，相信谁的理论，最重要的是孩子的实际状况。为什么刚来的家长听我们的理论带着怀疑，到后来就信了，就是因为孩子的变化让他不得不信。

这里我们要申明一点：如果孩子对食物过敏的话，要及时去医院就诊，遵医嘱治疗！

不耐受和过敏不能同等对待。现在，个别大夫把食物不耐受当成食物过敏来处理，容易造成孩子营养不良，而且还有可能由食物不耐受发展成食物过敏的趋势。结果，孩子可能连基本的维持生命活动的力气都没有了，怎么能够达到康复转化的效果呢？只能是安静不闹而已……

再来谈一谈零食。孩子在上潜能自然回归课程时，我们建议家庭保证零食供应，而且还要多样化，尽可能是孩子喜欢吃的口味，不要过于限制。我们认为，不能严格控制糖的摄入量，因为孩子大脑功能正在恢复中，需要的糖量比成年人高很多。建议零食一定要在正规商超购买，要大人先尝，最好香料和色素的成分少一些。只要是符合食品安全标准的零食就可以。孩子找零食吃没有关系，因为零食是帮助他补充营养的，而且吃零食是小孩子的天性，如果天性都得不到满足的话，那怎么谈得上恢复成正常儿童呢？特别要注意零食里最重要的是糖分，其次还要有可磨牙的较硬一点的东西，比如硬糖块、坚果（核桃、花生、炒黄豆等），但极个别吞咽功能有问题的孩子要先暂缓练习。

吃零食的作用有哪些呢？

1) 吃零食，如干果，可以健齿，使口周肌肉群得到锻炼。

2) 吃零食的过程会刺激身体产生消化酶。很多孩子的脾胃不好，家长带他按摩、吃中药调脾胃，结果孩子的机体还要应对不必要的药物反应，影响康复转化效果。其实没有这么麻烦，很多做法都是舍本逐末的。

3）健脑。

糖分可以补充孩子大脑功能活动消耗较大的能量，而且能够让他心情愉悦，帮助大脑发育。举个例子，可以买一些炒的黄豆等能够磨牙的零食。这些零食有好多功能：咀嚼会刺激牙齿、牙龈、牙床，还能刺激口腔肌肉及唇齿配合度等。孩子吃这些零食，不仅能够健齿，还能锻炼口部肌肉。其实，大多数孩子只要能够大哭出来，就根本不用做口肌训练、口周按摩等。这些训练、按摩看似特别专业，却让孩子无缘无故地、很不开心地受半天罪。一定要从孩子的角度出发，产生语言的主动性与被动性的区别远远比一套口肌训练动作专业与否、标准与否重要得多！首先要做正确的事，而不是仅仅正确地做事。这是方向和方法的区别。

传统行为强化训练法会训练孩子的气息，但训练到最后，大部分孩子仍不会吹气。即使费了九牛二虎之力终于会吹气了，说话的时候发音的气息也不对，这就是本末倒置。其实，孩子只要会哭会笑、会通过哭笑来表达自己的情绪，气息就不会有问题。如果一个孩子哭的时候不让哭，在训练课上不开心，什么有趣的事情也让孩子笑不起来，那么孩子的气息自然就会有问题。而且从主动性出发，我们这里的孩子如果喜欢吹泡泡的话，他就会无师自通，吹得好着呢，气息又足又长。所以，一切训练内容都要以能够调动孩子的主观能动性出发，这是人本主义心理学的精髓。

当前，从生存需求和精神需求出发来研究人的行为，已经胜过从动物的"刺激—反应"来研究人的行为。为什么很多这类孩子都有自残倾向或者行为？人什么时候自残？一切不如意才自残。当心里的痛苦过大的时候，人希望用身体的痛苦去替代心里的痛苦，就会做一些伤害自己的行为。

另外，胃肠功能是到了幼儿时期就要消化幼儿应该吃的东西，如果还用婴儿精细食物喂养的话，就没有促进胃肠功能的发育。错过发育关键期，肠胃功能就可能不健全。幼儿本来就不能像成人一样按一日三餐来进食，需要少吃多餐来满足和刺激胃肠功能的发育，所以适当地吃一些多样化的零食，能够促进胃肠功能的健全，满足身体的营养成分。还要适当地吃点有硬度的东西。先别吃黄豆，先吃点核桃、榛子，逐渐发展到炒黄豆。因为核桃、榛子不是特别硬，要让孩子逐渐去适应。每天吃一两瓣核桃、一两个榛子，然后逐渐吃十几个黄豆，最后再上升到炒豌豆等。

但饭前一小时别吃零食，把它们悄悄藏起来，说："找不着了，放哪里去了？找一找，找不着了。"因为饭前一小时孩子饿了，容易找零食，但是一旦吃了零食就不好好吃饭。饭前收起零食不吃，到了正餐他才能多吃。但到了这个阶段如果他正餐也不吃，家长就要放开零食来补充了。要等过了吃饭点，大家都吃完了，他也没吃饭，再把零食放开。家长不要强迫他吃饭，为了不让他饿着，保障基本的生命活动，可以吃点零食。吃完饭再把零食给他放开，说"哎呀，我找到零食了"，这样既能保证他的营养，还能保证他安全地度过这些康复阶段。

不吃饭不能追着喂，追着喂是一种被动。有研究表明，被动饮食可能会造成脾胃不调。所以，孩子脾胃不好，做按摩能解决根本问题吗？难怪没有实质性效果，原来没找到根源所在。建议家里常备小干果、饼干等零食，但不要买特别香的饼干，香料太多对人体不好。

○ 布朗多动期

布朗多动期与孩子早期的沉睡修复期和精力充沛（旺盛）期相比较，是在前两个时期打下的基础上，开始表现出主动意识行为的阶段。但它也是多动的一种，只不过是刚刚开启主动意识。这个时候，孩子比过去表现得多动，注意力也不是特别集中，但是孩子已经开始关注周围的事情。所以，他会这里摸一摸，然后又跑到那里看一看、碰一碰。

有的家长认为，孩子现在怎么变得多动了，怎么情况还反弹了呢？但贺老师会告诉家长，孩子是在进步。他的多动启动会带动大脑的启动，来提高大脑启动的速度。这个时候，虽然孩子的专注力比较容易随意切换，但是他已经不像过去那样紧紧封闭了，开始关注外界的事物，只不过他还不能够把自己的专注力固定在某一件事情上。由于孩子的脑神经网络正在完善中，他的联想能力、关注能力都不是很强。他现在目的性也不强，对外界的事物还不是特别有兴趣。即使有兴趣，也是一种表层的，并没有对这个事物的内在感兴趣，更谈不上内在规律。所以，他开始对一件事物感兴趣，却只注意它表面的东西。一旦他开始去关注的时候，又觉得不想往深层去探究，也觉得没有什么意思。接着，他又看到一个物件或者某一个人，兴趣立刻转移。孩子就这样，注意力不断转移，在不同的事件上发展兴趣，就显得有些多动，但这个时候的多动比较来说，还没有表现得十分强烈。

孤独症（及谱系）儿童在这一阶段，刚好处在产生自我意识和发现客观存在的阶段。他们关闭的感官在逐渐打开，所以他们就像初生的小动物那样，对什么都好奇，自然就很容易发生多动和兴趣的迁移。此时增加感官的刺激信号，可以起到推动幼儿按感知—认知—动作—行为的顺序来发展。这时的多动和行为，正是在帮助幼儿萌发出有自主意识行为的前期探索。

如果家长这时去制止他，有可能比较容易就把他制止了，但这也制止了他的多动启动阶段，阻止了他的大脑启动的发展进程和速度。所以，这个时候家长要支持他，启动他的多动。

有的家长或者教育者可能认为贺老师说他多动好，那就鼓励他多动。这也是不可以的。这种多动启动是上了潜能自然回归课程之后出现的自动转化的现象。有的家长认为孩子原来就多动，现在还多动，不是一样吗？原来的多动和现在的多动有没有区别？我们建议家长先思索、观察、比较一下再来找我们。家长回去观察、比较之后，发现和原来的多动是有些区别的。原来都是没有任何目的的乱动，甚至砸了自己脚、自己摔了也没有明显的感觉或者也不躲避。现在的多动则有一定的目的性，而且是尝试性地伴随思考的一种多动。所以，这两种多动是有区别的，跟过去杂乱无章、漫无目的、对任何事物都没有兴趣的那种有意无意地动一下、碰一下的多动是不一样的。由于我们课程的推动，孩子逐渐达到带有目的性的多动了，他开始各种钻研，却又没达到真正知道其中内涵的阶段。所以，不是我们鼓励他多动，而是他的内在意识驱动他动动这个、摸摸那个。如果我们刻意支使他，其实是打断了他的大脑修复和启动，打断了他的自主思路。他这一时期的思路本来就很微弱，很不容易固定在一件事情上。如果家长非让他看看别的，或者让他到处去摸，家长又不知道他下一个兴趣点在哪儿，就会对孩子造成干扰，他本来要做下一件事情了，却强制他停留在目前的事情上。有的孩子表面完成了任务，但他并没有兴趣钻研家长的要求，心早就飞到别的事情上去了。

建议家长或教育者不要故意支使孩子多动，更不要刻意阻止他的多动，而是随着我们的课程，让孩子自己发展到这一步。自然而然的启动才是最好的效果！尊重孩子的自然发展规律。我们一直强调自然康复，那什么叫自然？这个自然不是不管孩子，而是启动了他的本能意识来支配他的行为，从而达到康复的目的，与无目的的顺其自然是不同的。

这时保护他的多动将达到两个目的：一是鼓励他正在增加的在主动意识下的、有目的活动，二是借此扩大他的兴趣范围。这两个方面都是帮助他逐步走出"自闭"的重要环节和基础条件。

第四章　大脑活跃阶段

◎ 泥鳅期

大脑活跃阶段的第一个时期就是泥鳅期。孩子上升到这个时期，身体非常灵活，家长往往追不上他、拉不住他，他也不想让家长抱，跟泥鳅似的滑溜溜。因为到这个时期，孩子的身体正在发生变化。从刚来时的僵硬、刻板到现在的异常柔软、灵活多变，说明孩子的大脑首先开始了变化过程，进而影响到身体发生了变化。这种身体变化的时期，我们把它叫作"泥鳅期"。

泥鳅期是继大脑修复阶段后的第一个上升阶梯，属于大脑活跃阶段中的最初级时期，也就是本阶段当中最基本的一步。这个时候，孩子就像泥鳅一样，无论在课堂上还是家里，都让人觉得不像过去那么好带了。要带着他走或者要控制他干什么的话，根本控制不了，因为孩子变得比较灵活，像泥鳅一样。家长朝哪个方向逮他，他会敏捷地向相反的方向跑掉，或者顺着把家长抓他的那个劲儿给抵消了，甚至是出其不意地挣脱家长对他的束缚。哪怕拉着他的手，他也会在一瞬间找个巧劲儿从手里顺利地挣脱，顺利地滑掉。相比于刚来时的僵硬、刻板、呆滞，家长看到这些变化时，应该在内心感到窃喜、兴奋。尽管有些孩子此时还没有发展出语言，也不如以前好带了，家长的心态也会变得急于看到孩子在各方面都出现进步。有的家长会盲目乐观地认为，孩子可以一蹴而就地转变为正常孩子。家长这种急于求成的心理非常普遍。虽然孩子已经逐渐"开窍了"，但是孩子在此时更应该得到正确的陪伴和呵护——继续坚持接受我们的课程就是对孩子最好的呵护。

这个时候孩子的反应速度提高了，大脑反应时间也缩短了。他也能掌握家长控制他的方向、控制的频率、控制的力度，在当中去寻找不同的方式应对家长对他的管束。孩子的前庭觉已经开始加速发育，使他对空间、力量的感知，动作的精准，信息反应速度，应对外界变化，自我保护能力等比之前有了很大的提升。家长可能不会知道，这正是由于孩子的大脑中发生了一些随着我们课程预期的、可喜的变化所产生。

很多家长反映，这个时候很难抱住孩子，即使抱着他，孩子也能迅速想方设法滑下去。家长可以掌握一些技巧，如从裤裆穿过他的双腿来抱。如果遇上有危险的时候，必须控制他。这时不能像正常抱孩子那样，而是要从孩子的背后一只手掏着裆往前往上，另一只手横着拦腰抱离地面。孩子安全悬空之后就无法挣脱了，这样把他抱起来就能躲过危险。比如，马路上有车，孩子看见一件新奇的事情，不管不顾地跑过去，就可以用这种掏裆抱的方法使他避免危险。

孩子只是好奇心刚刚打开，而且他好奇的欲望正在上升，对自我能力还估计不足，也就是还没有很强的危险意识，所以我们要想方设法地用技巧把他控制住，迅速躲避危险。所有家长都感到拉不住孩子，即便拉着他也能够滑掉。他身体变得特别柔软，跟泥鳅一样，你是逮不住他的。但要强调一点，遇到危险可以用掏裆抱化解，其他时候不能控制或制止他的行为（没有危险的前提下），因为多次掏裆抱会让他逐渐感受到一些危险因素，我们的课程也会推动孩子危险意识的建立，让他逐渐认识到危险因素及形成躲避危险的意识。

家长带着处在泥鳅期的孩子过马路时，要拉着孩子手腕上部并捏住孩子的内关穴和外关穴。但要注意，不能只拉着孩子的手掌，因为他会滑脱，也不能只拉着孩子的手腕，因为当他使劲想挣脱时，容易伤到孩子的手腕。只有拉住孩子手腕上部的内关穴和外关穴，并摁住穴位，孩子才会乖乖地跟着走。这两个穴位就像一个开关，使孩子能顺从地跟着走。这个位置就像蛇的七寸一样，捏得越紧孩子越听从，他也不会挣脱。心理学上管这种方法叫作"心锚"。只要家长一拉着孩子的这个位置，他就会顺从地跟着走。

○ 犯坏期

泥鳅期之后就是犯坏期，即孩子干了坏事还看着你笑。对此，家长特别是家里的老人可能会接受不了。这个时期度过了，后面才有可能会进入"拉帮结派"、耍心眼等时期。孩子慢慢地也会认错，刚开始是试探触碰，然后狡辩，到后来发现狡辩没用，他索性就开始认错。但认错归认错，这个时期他认完错还会犯，不会改。这些犯错、试探都是他们必须具备的。这也是在为人际交往做准备，因为刚开始人际交往的时候孩子要试探，可能会打别人一下，看别人的东西好看就摸一摸，甚至拍一下别人。这样做看起来是在挑衅，但实际上他是想跟别人玩，所以是需要支持和鼓励的！千万不能为了自己的面子严厉地说孩子"怎么这么没礼貌，还打人呢"，而要轻声细语地说"是想和哥哥（或姐姐）玩吗？想玩，你就不能打人，要不别人就怕你了"。

有个处在犯坏期的孩子在地铁上摸别人的包，让人家误以为他要偷钱。家长当时就跟孩子急了，说孩子"丢脸"。贺老师听了之后说："这算什么丢脸？今天你认为丢了脸，明天如果孩子有出息了，你的脸就长回来了呀！倘若因为面子耽误了孩子的进步可就补不回来了，你权衡一下看哪个更重要？"

真正的丢脸是以后一辈子都要训练，所以这个时候怎么办呢？家长要解读孩子，还要帮他垫个话来帮助他化解一下尴尬："喜欢漂亮阿姨的包包吗？"那漂亮阿姨一听还挺高兴，她不就不好意思吼他了吗？你要去帮他找台阶下。他摸一下人家的衣服，你说"喜欢叔叔的衣服啊"，叔叔也就不好意思说他了。为了孩子的将来，有的时候我们就得脸皮厚一点。

下面是一段关于本阶段孩子的家长访谈：

家长：现在孩子情绪不是特别激动，也不摔东西，而且在公交车上也不喊叫了。原来带他去饭店吃饭，只要一个盯不住，他就把瓶子打到地上，弄得我们特别尴尬。他过去总摔东西。

贺老师：他其实是内心不愉快，觉得没有人能理解自己。为什么把孤独症（及谱系）儿童叫"来自星星的孩子"？因为他们内心认为：你们说我不是地球人，我还讨厌地球人呢。你们都不理解我，我心里好郁闷哪。于是，他寻找机会啪地打碎瓶子。打了之后，就可以看着你们收拾残局了。

家长：有的时候他是故意的，闹着玩儿呢，好像是想吸引你的注意。

贺老师：对，他其实就是不愉快，想搞点事，所以故意干坏事来引起大人的注意。他跟原来不一样了，慢慢地不像过去那么严密地把自己封闭起来了。

家长：他就是故意的。

贺老师：现在他是故意干坏事，干完了看你脸色，他就是在挑衅。

家长：对，挑衅。

贺老师：这个时候你只要半认真半批评就行了，不要太认真。

家长：有的时候控制不好自己的情绪，我就不说话了，把他带走。有的时候能忍住，我就跟他说说笑笑的。

贺老师：对，半认真半批评地说"哟，这样打坏了怎么办？我们来扫吧"，让他干活，承担责任，但不是惩罚他。玻璃不能让他扫，要关心地说"别扎着你了"。其他东西让他扫，你也一起扫。这样对待孩子，孩子心里明白你对他是很关切的。

○ 耍心眼期

耍心眼期属于大脑活跃阶段里的一个过程。耍心眼是指孩子开始算计人、耍心眼，看你喜欢什么、你不喜欢什么，把全家人或周围人包括老师都研究一遍。琢磨透以后，他能了解你喜欢听什么、不喜欢听什么，干了坏事还能让人察觉不了，对你说一些好听的话。他还能想办法得到他想要的东西、想要的玩具，甚至还将自己不喜欢的玩具换别人手里他喜欢的玩具，会把自己的玩具说得特别好，以便得到他想要的东西。

耍心眼期就是孩子耍心眼且想突破红线又不会受罚。他通过耍心眼去找夹缝，即一个比较舒适的又能够逃脱的方式，去活动、触碰、试探，即便犯了错误，他也能把家长哄好，让家长觉得他挺乖的、挺聪明的。这就是耍心眼。可能他会对各种事物、各种规则都去试探，有时还会释放自己，自我发挥一下，希望最后能得个好结果。

○ 试探红线期

犯坏期的孩子是在一种犯错的冲动下犯坏，这之后通过犯坏来试错，就是试探红线期。孩子成长到此时期就会揣摩家里每一个人的红线，以及整个家庭公共的红线，从而就可以逐渐延伸到与伙伴交往时的红线，发现陌生人、家人、熟人都有不同的红线。这是今后遵守社会规则、遵守法律及道德的雏形。但有些家长担心孩子在学坏，怕孩子养成坏习惯。于是，他们就开始制止和矫正孩子的行为，使孩子失去了学习与人交往时恰到好处、察言观色、行为适度、掌握红线的技巧和能力。

从这个时期开始，孩子逐渐形成一种规则感。这个规则感要通过他不断去触碰这些红线来感受，因为规则对于孩子来说是无形的，不管你说的什么规则，都是很抽象的，他必须去感受、去体验、去通过他的感知来触碰，才能建立起这样的红线。这之后，他才能在红线允许范围内，游刃有余地去进行他的活动，得到他想要的，或者即使他得不到，也会控制自己、约束自己去遵守制度和规则。这时的孩子和以前那种想要什么都非要得到的阶段不一样了，他已经可以理解对于自己想要的东西，哪些是不可以要的，哪些是可以争取的。

在道德规则方面，孩子试探到一定程度的时候，已经很清楚红线的存在，而且也掌握了各种红线，并且知道如何处理那些触及红线的事情，学会了在红线范围内、在不触碰红线的情况下玩耍。他们此时游刃有余。然后，他还有更好的事情做，开始集中精力、承担责任。他发现承担责任，大家都很赞赏甚至佩服他，于是他自己就会提升要求。最后，他可能就将遵守规则逐渐内化成自己的道德感。孩子还开始评理，说你不要这样、你不要那样，看见有的孩子正在打老师闹着玩的时候，他就把老师抱着保护起来，并且对打老师的孩子说："不能打老师，老师对我们那么好！"奇怪的是，当孩子上升到有正义感的时候，他站出来保护老师，那些原来打老师的孩子看到后，也产生了童真的"正义感"。那些打老师的孩子真的就停止了打老师闹着玩的恶作剧。那个阻止的孩子是出于真心在关心，觉得不应该打老师，老师对我们多好——他就有了道德感。一般到了这种时候，孩子的自控力就已经很不错了。

下面是一段与家长关于孩子在试探红线期的表现与应对的对话（除了特别标注处外，其他都是妈妈在阐述）：

家长：休息日，我把玻璃全擦了，擦得挺干净。擦完之后，我看见他也在厨房学着擦玻璃。他在我不注意时弄得玻璃上全是水，然后他就瞅着我，等着我批评。当时我气疯了，但还是忍住了，只是说这么多水啊，然后说："咱们去别的地方玩，我也不想再擦了。"就把他拽走了。我后来才说："你看，玻璃又那么脏了……"他这样可气人了。

贺老师：因为之前他都是害怕忍着的，明白吗？这回他长胆量了，而且他想为你分担擦玻璃的工作，他也知道自己擦得不好，索性多弄点水。其实他在挑战你的红线，看你怎么对待他。所以，下次你要不就和他出去玩，要不就说："来，咱们一起擦。"带着他干活。

家长：之前是让他一起擦，我怕给他负担太重了，我现在不让他擦了。

贺老师：他惹了祸，其实他心里在暗自高兴，所以你不要怕他有负担。关键是你怎么处理的。如果平白无故让他干活，那就是负担重。他惹祸了，你不批评他，带着他一起擦，变成开开心心地劳动了，挺好的。他又开心又劳动了，还变相承担了自己的后果，没有被批评，这样就很好，达到效果了。

家长：我没敢让他干活。以前是让他帮我一起擦，我就想着别给他太多负担了。

贺老师：平白无故让他擦是不好的，除非他愿意。但他闯祸了，表面上不要惩罚他，带着他一起擦（也要在他愿意的基础上），会让他在其中体会一些感受，如看着妈妈擦得很干净或者看着妈妈胳膊都酸了，他也能够帮帮妈妈，享受干活成功的快乐！这里提醒一句，他干活擦得不干净都没事，只要他参与就行。

家长：那就好。不过，他现在惹这么多事，都是明知故犯的。

贺老师：危险的东西要一票否决。该说"不"的时候就说！真正危险的东西是不行的，但定义一定要准确，不是说个人认为危险的，而应该是公众都认为危险的，那才叫危险！比如电门、刀叉、煤气炉等，是不可以让孩子动的，一定要杜绝的。怎么杜绝？天天对孩子培训讲解吗？不是的！那该怎么办呢？把厨房锁起来？那永远锁着也不是事呀！应该想办法让孩子感受学习：

1）炉火。让孩子看着大人接近火炉，做出被烫的感觉（稍感痛苦），嘴里同步说着"哎哟，烫啊"。也许他还很感兴趣，让你继续被烫。当他也想试一试的时候机会就来了，你将他的手逐渐接近火炉或烫的物体，嘴里细声慢语地说"小心烫哦"。当他的手感觉到温度想要抽回来的时候，大人马上很关心地说："哎哟！烫烫！"一边说一边抚摸烫的位置，还要关切地问"宝贝，烫着没有"。这样在关心的环境中反复强调"烫"这个词及"烫"的感受，就无形中给他连接了对"烫"的敬畏和回避动作。

2）电源。需要找来打火机里面的点火器一边由大人演示，一边表达"哎呀，有电"，还要配合表演被电的样子。如果孩子不愿意试的话，说明他害怕了，即达到目的，就不用孩子试了。如果孩子也想试试，那就缓慢地让孩子试试，而且及时表达"哎呀，电着我们宝贝了，快拿去扔了，真是太可恶了，我们再也不试了"。

需要提醒的是，有的家长随便过个门槛都感觉有危险，过于防范危险了。门槛对于小孩来说，即便绊倒，也不会摔坏，毕竟哪个小孩没有摔过跤？相反，从来没有摔过跤的孩子，长大了可能一事无成，抗挫折能力极差！比如，有的人事业到了低谷，但无论面对的是哪般困境，他都会寻找机会卷土重来。而有的人可能一次考试失误就绝望了，彻底放弃了奋斗。

家长：洗头时，他总是往玻璃上洒水，然后把洗发液全挤出来倒在头上。

贺老师：这些都不是危险的事，没什么大不了的，顶多是好奇，想玩泡泡，正好对培养孩子好奇心有帮助！可洗发液挤完了还搞得到处都是泡泡怎么办？这也不是大事，可以把它转化成有利条件来利用。比如，带孩子一起收拾，培养动手能力和劳动观念，然后说："一会儿爸爸回来可能要洗头发，咱们赶紧去买洗发液！"他因为有点害怕爸爸，爸爸要洗头发，他就得跟着去买，而且他心里还带着一种忐忑。这样无形中让他承担了事情的后果，但是没有批评他，也没有惩罚他，就能收到恰到好处的效果！

家长：我们没批评。对这些事情，我们都是绝对宽容，让他爱怎么样就怎么样。

贺老师：有你的绝对宽容，孩子才敢这么快冒出来那么多你们认为不好的行为。但这些不好的坏毛病如果不赶紧释放出来的话，会造成积压。

家长：孩子明显就是在挑衅。抓我一把我没反应，再抓一把。我说疼了吹一吹，他看没什么事，一会儿抓得更重了。他就是这样。

贺老师：对，他在挑战你的红线。他要看自己有没有威力，就使劲抓，所以你稍微要让他感觉到他有威力。"你手指怎么那么厉害""我好害怕"类似这样的话，就跟开玩笑似的说出来。你严厉地说"我好害怕"也不行，会把他吓到，明白吗？轻声地说"好害怕、好害怕啊"，就跟做游戏似的。

家长：我还没适应过来。我现在有时候就不做出反应，因为太疼了。有时候我也会急，可又怕语气不好，心想忍着吧。他有时给我抓青了，看我能不能承受。如果稍微有点疼，我说你给我吹吹，就是这样处理的。

贺老师：对，慢慢来。有时候，家长也不容易，但他就想看自己有没有威力。你要让他觉得自己有威力，他就觉得自己很厉害。因为他在心里想到自己是狮子、自己是老虎，以后要去主宰这个世界。现在他刚开始幻想，所以你要配合他，让他感觉到自己有点威力。

家长：我感觉我尽力了，也在调整。

贺老师：很不错了，进步挺大的。

家长：他爸爸有点控制不住。他回来得少，一周就回来一天，却也控制不住。

贺老师：一周回来一天，那么这一天儿子其实对爸爸是很期盼的。

家长（爸爸）：他总黏着我，我想自己出门也不让。有时候叫他一起出去，他也不去，然后我就说那我自己走了。我开始穿衣服，他正玩手机或看电视也不玩、不看了，赶紧就找衣服跑我这儿来，然后就跟我走。

贺老师：他很期盼这一天，所以别对他吼。你实在忍不住了，就找个理由："有个东西忘了拿回来了。"然后你赶紧出去买个东西拿回来，顺便出去冷静冷静。

家长（爸爸）：我现在也好多了，不怎么对他吼，就还是感觉这孩子语言表达能力跟别的小朋友比有些差距。

贺老师：他这些垃圾不倒腾出来，新的东西都装不进去。

家长（爸爸）：这是个过程，一点一点地，他就肯定会用语言来表达。

贺老师：对，这么多孩子都会经历这个过程。先把垃圾扔出去，然后再装新东西进去。

家长：现在是有进步了，坐公交车那半小时自己坐着做点小事情或看点什么，也不折腾淘气了，能坐得住了。

贺老师：对，他开始有自己的想法。这些东西都是应该扔的垃圾，一边扔一边在长进，同时还有犯坏期，干坏事爱捉弄人。这些是大脑活跃的表现。因为孩子年龄大，他每个阶段同时都有表现，不像小孩子一个阶段接着一个阶段，特别清晰。

家长：这真是太累了，感觉精力有限。孩子却精力无限的！

贺老师：是这样。我经常说，生一个聪明的孩子，家长是最受考验的。你要把他培养成聪明的孩子，经受的考验更多。你看有些状态他还没有，他以后慢慢才会关注别人，然后再跟同龄孩子交往。

家长：还有一点，我们最近不怎么管他了。以前到时间睡觉了，他说："都11点了，赶紧睡觉，要不该不长个了。"现在这话都不说了，只会躺床上说："妈妈，你大声说、生气地说'都11点了还不睡觉'。"说完他咯咯乐。我一般都会配合他说，说完他就笑。他笑完了，我说："完了？"他自己说："我害怕吗？"我说："你害怕吗？害怕你还笑。你还是不害怕。"

贺老师：对，他是在挑战你的红线。在这个过程当中，他是在增长自信。

家长：是，最近他也总喊，就是用非常大的声音说一段话，想吓到我。我当时说："我不害怕。"可我应该说害怕还是不害怕？

贺老师：你可以跟孩子说："你突然一说有点吓到我。"他是希望能够长他的威力，因为过去你们也喊他，他很害怕。他现在喊是想看你们害怕不害怕。你就有时候说"你刚才突然一说，我还真吓一跳"，但是也别太认真。过程中，你要表现得不是特别认真，因为你太认真了，他又自责了，"我把妈妈吓着了"。他想吓你一跳，是因为想显示自己的威力，但是真的吓到了，他又自责了。所以，这个过程就像走钢丝似的，不能左不能右。

家长：他动手打人，但好像没怎么打爸爸，开始打我。而且全是在打我，打完之后还问我疼不疼。他抓完了也得再问一下，就感觉他很清楚是什么后果，还要去做。

贺老师：对。因为他跟妈妈要亲一些，跟谁亲先抓谁、先打谁。跟爸爸稍微远一些，可能爸爸对他有一些威力，严肃一些。

家长：他现在一喊，爸爸下意识就说："太吵了，太刺耳了！"

贺老师：他在挑战红线。就像咱们砍柴一样，先在家里把刀磨快了才出去砍柴。他在家里打人就是磨刀，还拿他最亲的人试刀。爸爸如果嫌吵，可以找个借口出去避一避。不要让他感觉到你嫌他吵，所以你走了。否则他心里开始纠结，但是又控制不住，想去完善。他想完善各个方面，所以他都去尝试，都去"磨刀"，都去"试刀"，但是又不敢试或者试完了后悔。这样的话，他就会纠结。

家长：现在他说话底气足了，中气也十足，还能冲你吼几句，以前他可不敢。

贺老师：对，他先在家里"试刀"，在家里吼你们，你们跟他开开玩笑就行了，可别认真，认真你就生气了。爸爸也不能认真。比如，你们可以说："这么大声，我耳朵受不了。"开个玩笑。然后，他也许会拽着你的耳朵，你就说："我不行了，我胳肢你。"如果他的行为太过分了，你就胳肢他。胳肢也有好处，一个好处是开玩笑，不用当真，一个好处是调动他身体的感受功能，因为他某些感官是迟钝的。

家长：我们在家里胳肢他，他会笑得很厉害。但六院大夫碰他没感觉，人家说你看这就是问题。

贺老师：上了我们的课，你会发现他越来越有感觉。这里的感觉是指从观察到感觉再到感知，是在建立初级的认知。老师发现，每个孩子刚来感觉都很弱，但慢慢就有明显的反应了。

家长：对外人都是没感觉的吗？

贺老师：对，没感觉，但是后面就都有感觉了。他目前感觉迟钝，到后面所有感觉都能慢慢恢复。你会发现，手一伸他开始躲了、笑了，就说明在功能上他开始接近正常了。

家长：现在，他基本上好像是这样的。

贺老师：对，你手一做动作，他就是这样了，就接近正常人的反应了。还要多胳肢他笑，笑是对他的膈肌做按摩。传统训练方法是老师做按摩，手重手轻地伤到他的软组织都不好说。他自己按摩，内部按摩跟外部按摩是两个层级，他笑的作用是内部按摩。这样做，他以后的语言能力强到你都说不过他。他一边经过我们的课程，你一边在家里胳肢他，两个方面相互促进就更快一些。

家长：总想着怎么带他玩，想方设法地带他玩，想得挺吃力。

贺老师：其实不用太认真，可以随意一点。

家长：之前没来上课时他打爸爸，可严重了。最近他自己说不怎么打爸爸了，实际上他确实打爸爸没那么狠了。

贺老师：我记得第一次我就说了，他要先打爸爸，因为以前爸爸比较宽容一点，妈妈有点严格。现在妈妈改变了很多，他感觉到妈妈更好相处一些，这就是他在试探父母双方的红线。他对爸爸就有点畏惧心了，而以前妈妈的威严更高，爸爸还是亲近一些。所以，最近妈妈改变要多一些，进步大一些。妈妈天天跟孩子相处，而爸爸相处得少。相处少没有关系，只要爸爸愿意走近他就行。虽不一定能完全走近，除非他愿意走近你。因为他的思维太跳跃了，而且还特别敏感。但这个思维跳跃，在我们课程里面都是要让他改变的。

本来他对自己的思维跳跃很满足，如果你不准跳跃回到刚才那个事，结果可能是这个事他不愿意想，刚才那个事也忘记了。你让他失去了一部分空间。所以，我们跟着他的思维跳跃，然后把着他跳跃的脉搏，找到他内在的和刚才的事情的一点点联系。这样的话，他的思维就开始成了线。最后再找到其他事物的联系就成了面，再成为网，立体的网。到了立体的时候，就不怕你们提问题了。现在是怕提问题，以后才能不怕问。以后他就主动跟你讲，妈妈我今天做了什么，我今天在学校跟谁怎么样了，老师又说了什么。这个时候你问什么都不怕，因为他主动跟你讲了。但在这之前是一个很敏感的过程，要尊重他的敏感。

据研究和图像资料显示，人的大脑中的思维和记忆是呈现立体网络式的架构，当一段思考被打断时，可以从几个线索来追溯、回放、找回刚刚被打断的节点。对一个思维节点形成的立体连接越多、维数越高，就越不容易被打断，也就越容易被追溯、回忆起来。

○ 撒谎期

接下来就是撒谎期。撒谎是人的一种本能，人在没有能力去完成或没有做某一件事却想得好处，或者逃避一些惩罚的时候，就会说谎话、说对自己有利的假话。撒谎虽然不是一个好品质，但作为一个正常人，他都会经历撒谎的过程。一个完全不会撒谎的人，在坏人面前就会显得手足无措，不能够跟坏人斗智斗勇，不能够跟坏人周旋，不能够用话题搪塞，不会投烟幕弹，让坏人对自己放松警惕。如此一来，情况就会变得比较危急。由此可见，撒谎这种本能其实对孤独症（及谱系）儿童的康复来说是很重要的。

需要注意的是，我们提倡的不是让孩子长期撒谎，而是他在成长的过程当中要具有撒谎的能力，这也是一种自我保护能力。有的家长认为，孩子撒谎是坏毛病，担心什么时候才能改掉这个坏毛病。当一个人有能力去解决事情，能够把事情办好的时候，他不会靠撒谎来解决问题。所以，我们更重要的是提升孩子的能力、培养他的能力，让他能够做到更好。同时，要让他有能力去坦诚面对问题，即使经过努力没有做好事情，他也敢于坦诚地表白自己。这是比撒谎的能力更高的一步，也是接下来所要达到的提升效果和能力。撒谎、圆滑和坦诚，都是人生存的要素，看用在哪里、对谁使用。兵书上三十六计中就有兵不厌诈的计策。孤独症（及谱系）的孩子天生不懂得社交中的圆滑和技巧。在他们解决问题的能力和正常人格尚未形成时，各种社交技能都应该出现在他们的回归过程中。

但如果一个人不会撒谎，不会给自己贴金，就说明他想自己好的那种动力不足。所以撒谎是想自己更好，虽然他实际上还达不到那么好，但是他已经想自己做得好。这是他提升自己能力的一个心理表现，是满足一种欲望的过程。家长不能去揭穿他，要配合他，不能让他觉得没有面子、没有尊严。

情感思维篇

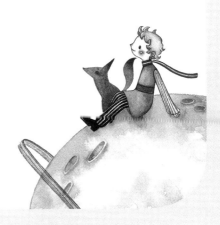

第五章　情感完善阶段

前两个阶段是大脑唤醒阶段，其中第一个阶段是大脑修复，相当于情感启动器，本阶段是继续完善情感的时期。完善什么？完善人与人之间的连接。这个阶段首先是恋母（仇父）期。

○ 恋母（仇父）期

恋母（仇父）期中的"仇父"是个笼统的指代名词，除了针对父亲，也包括看护过孩子的祖父母等人。比如，由奶奶看大的孩子，跟奶奶亲得不得了，有点"认奶作母"的感觉，这种错位的爱就比较容易造成成长问题。当上了一段时间潜能自然回归课程后，孩子上升到了这个阶段会开始区别对待妈妈和奶奶，他会将奶奶推出去，提出要跟着妈妈。这时，建议孩子晚上跟着妈妈睡，虽然妈妈上班很辛苦，但孩子的康复转化关键期是今后无法弥补的。孩子的态度会变得很鲜明，不会像过去不温不火地，跟着奶奶或姥姥也行，而会态度很鲜明地让父亲或者奶奶等其他家人"出去"，拉着或者抱着妈妈不放，希望和妈妈有个独立的空间待着，哪怕什么都不干。孩子还有可能毫不客气地上手推自己的家人，表现得特别爱憎分明。这个时候请家里其他人不要吃醋。

根据德国心理治疗师海灵格《家庭系统排列学之一切如是》中的理论，孩子必须首先完善与和他十月连体（孕期）的母亲的情感连接之后，才可能从根本上及深层去建立内在的安全感，进而才可能与其他家人达到正常关系，后期才能发展到正常的社交活动及关系的处理。

恋母（仇父）期也符合马斯洛需求层次理论中个体对安全的需求。它有利于孩子通过恋母这种方式，逐渐建立起安全感。

因此，展望未来，爷爷奶奶、姥姥姥爷还计较眼前这点得失吗？相信您大度的胸怀，能化作对孩子足够的支持与自然空间！

孩子恋母的同时还仇父，认为所有人都没有母亲重要。他要建立安全感，母亲是最重要的角色。这个时候，孩子想一整天都跟母亲在一起，心中却十分憎恨父亲。他希望爸爸最好不要进自己和妈妈的房间，因为妈妈是他一个人的，他要单独跟妈妈在一起。这个时候，爸爸不要生气，更不用吃醋，就顺着他说："好吧，爸爸出去办点事情。"特别是有些爸爸工作比较忙，不要认为一个礼拜回来一次，想跟孩子多待一会儿，就去跟孩子讲道理。这会儿讲什么道理都没用，反而会让孩子内心很纠结、很内疚。孩子又想恋母，但又觉得对不起爸爸，内心纠结。所以，不要让他太纠结了，否则多多少少会影响孩子完善恋母（仇父）期的效果和周期。到下一个阶段，孩子就会主动去找爸爸，那时当爸爸的再尽情享受父子之情吧。

这个时期，妈妈说什么、干什么都是对的。在家里，妈妈和爸爸如有意见不合，孩子认为妈妈说的都是对的。虽然事实上妈妈不一定对，但是孩子就认为她对。只要有分歧，肯定是爸爸或其他人不对，妈妈是对的。孩子还会抱着妈妈亲起来没够，而且行为举止亲昵得不得了。很多家长都反馈，虽然孩子以前也有这种亲妈妈的举动，但只是形式上的敷衍，没有达到这种深深地恋母的程度，二者有着明显区别。这种恋母是孩子上了潜能自然回归课程，经历了之前那些阶段之后，提升到了一定高度，开始完善亲情的时候出现的。

孩子进入这个时期要和所有人都划清界限。这是为了表现跟妈妈的特殊关系，所以家长要理解、允许，还要支持，帮助他解读内心："哎哟，就是妈妈最香啊。"

孩子在这个时期，妈妈最好陪伴在身边，支持孩子的完善，不要很长时间离开他，如出差等。几天没见，猛地再看到日思夜想的妈妈时，孩子是不会马上依恋妈妈的，他的内心会有怨恨："这么多天都不见我了，是不是不要我了？"他就会很矛盾地故意把妈妈推出去。所以，此时妈妈最好不要出差，而要多陪伴，平安地度过恋母期。

恋母（仇父）期的孩子像个白眼狼，爸爸或其他家人给他拿吃的，把吃的抢过来就把人推出去。爸爸或其他家人也不要太失落。有的老人觉得过去真心实意地带过孩子，现在他看见自己就说"你走，你走"，特别让人接受不了，还埋怨我们把孩子教成白眼狼了。可以给老人做好思想工作，告诉他们这是正常表现。让他们为了孩子的未来，也顺着他，与他开玩笑："哟！就只有妈妈最亲啊。"还夸他："你还明白这个呢，真聪明呀。"

孩子跟妈妈是最亲的，因为十月怀胎母子是一体的，他表现出这种特殊关系，是在恋母过程中重新获得安全感。往往，他亲近完妈妈，才能亲近老师，最后是父亲。有时这些顺序可能颠倒，有的孩子先亲近父亲或者老师，就说明母亲做得不到位。只有先亲母再亲师最后亲父，才说明大家都做到位了。

这个阶段的出现也检验了母亲做得好不好，如果有问题，要尽快按指导做好调整，从根本上建立孩子的亲情感，为后面发展情商打下基础。这些阶段及顺序都是通过很多孩子成长发育的大数据统计出来的。请告诉家里老人，一定要尊重孩子这些自动疗愈的阶梯，不用着急，后面他自然会亲近家里其他人。

这就是情感完善阶段最开始的恋母（仇父）期。有些孩子对于母和父是一样的，说明他还没有分清父母。正常情况下，不管孩子以前有多喜欢父亲（说明原来妈妈做得不到位），一旦上升到这个时期，对父亲都会变得比较仇恨，主动把爸爸推开。爸爸对此不要过于严厉，不要说挑逗他的话，要甘做绿叶。因为到了这个时期，他无论如何都会偏向母亲的。除非母亲做得没有父亲好，那么他的恋母情结就总也不出现。只有恋母（仇父）期出现了，才有利于后面各个阶段的完结，而且这一阶段越出得早，就完结得越快。但这些都是孩子自动进入的提升轨道，千万不能人为强化训练，容易适得其反。虽然孩子看起来仇父，但他的本意不是仇恨父亲，而是他此刻需要标榜和表达对妈妈极致的亲近，即所有人都没有妈妈亲近。

对于恋母期由来的解释是，孩子在胎儿期时，母体内几乎没有光线，所以他只具备优先发育听觉的条件和结果。在一个绝对安全的环境中，他会对妈妈的语音、心跳、呼吸节律、环境振动等这些有频率、有节奏、有振幅变化的信息，保存有特殊的记忆，这些都构成了胎儿的安全感。这些记忆将在胎儿出生后的乳儿期（12月龄以内），通过与母亲的全新接触方式——可听、可视、可触、可嗅、可尝试奶水及食物等，获得综合的感官刺激信号。但他只有在胎儿期保留下来的听觉信号的记忆，可以和母体及最近教养环境中传来的综合信号产生共鸣、同频共振。而且这时，婴儿大脑处理其他感官信息的脑区尚未发育完备，所以仍以听觉产生的同频共振作为主要信号，唤起一般来说是美好的记忆——与此相关联的是安全感，并以此建立起最初的认知图式，为以后的认知发育奠定了基础和方向。

所谓认知图式，就是对新事物的全方位、多维度的感官信号的合成。当认知能力受到条件限制时，它可能突出的是某一维度的感官信号。在上述例子中，认知图式突出的就是听觉信息和记忆，以及曾经感受过的共振频率。

○ 亲师期

接下来进入亲师期。正常情况下，孩子一般是先亲母再亲师，如果先亲师再亲母的话，说明母亲肯定有做得不到位的地方，因此使孩子始终放不下对妈妈的戒备，无法做到亲近妈妈。亲师中的"师"是指贺老师所在学校经过挑选和培训的、有实践经验的老师。

如果孩子先亲师再恋母，那么母亲哪一点怠慢了他，让孩子觉得妈妈还不如老师好呢？因为我们的老师都是精挑细选的，都有一颗爱孩子的心，并且被贺老师亲自培养，受过专业训练，掌握了系统地与孩子亲近游戏的方法，不会对孩子做出有失公允的事。而很多妈妈对孩子表现出来的任何行为都要分析对与不对，甚至还照着网上的一些说法进行对比。这种哪怕只有一秒的迟疑，孩子也会受到影响，觉得妈妈不是那么喜欢我，妈妈更看重我是否达到她的标准。因此，请母亲对敏感型并且已经出了岔子的孩子，要不假思索地去关注他的需求、情绪，才能让孩子按正常顺序先恋母后亲师。

这里存在一个老师的性别差异问题：教育转化孤独症（及谱系）孩子的

男性老师的效果与女性老师的效果比较，一般规律是，孩子刚一进来时，普遍与女老师更容易接近和产生亲密感，但是到了后期男孩会更加崇拜男老师，女孩也会对男老师比较亲密。当然，患孤独症（及谱系）的孩子不会在男老师身上发生恋母的特征，也不会将男老师与女老师的角色错位。

○ 亲父期

第三是亲父期。在恋母（仇父）期，我们就说爸爸不用羡慕妈妈，孩子慢慢地自然地就开始亲爸爸了。因为爸爸对孩子来说，特别是对于男孩来讲是一种力量感，他内心的第一个偶像是爸爸。同时，在家里妈妈是最基本的安全感来源，爸爸则是他出门在外获得安全感的来源。一旦出门在外，孩子就有一种不可控的恐惧感，这时候内心特别渴望爸爸来抵挡可能发生的危险，因此爸爸是更强大的安全感和依靠。亲父期是伴随着孩子的恐惧感出现的，说明孩子对周围的感知已经从家庭范围扩大到社会和陌生环境了，恐惧感也必然会随之增加。等到这时候，孩子就会主动来与爸爸亲近了，因为孩子非常需要爸爸这么一个强大的偶像来获得安全感。这也是人的本能，在认知发育逐渐完备后，对于具有强大行为能力的个体产生羡慕和依恋。

○ 亲家人期

正常情况下，在母亲、老师、父亲之后，孩子会发展到亲近其他家庭成员这样一个顺序。姥姥姥爷、爷爷奶奶，谁照看过他就先亲近谁。

需要说明的是，有些孩子先亲近姑姑、阿姨，说明孩子将姑姑或阿姨当作妈妈的替代品了，所以出现这种倒置的情况。妈妈一定要好好地检讨，不管是工作忙还是其他任何原因，都是妈妈肯定有做得不到位的地方。妈妈必须马上调整状态做回母亲本来的角色。但"替代品"也不能马上疏远孩子，还要维持和孩子的关系，要等待妈妈的角色到位才能替换。因为妈妈通过妊娠给了孩子人生的第一信息，本应是孩子出生后唤起记忆、认识人生的第一个对象。不亲是因为各种原因而有缺失。有的家长不明白，认为让孩子喜欢的姑姑或者阿姨离开，就亲妈妈了。结果，他两个都不亲，而且更加没有安全感。实际上，让姑姑或阿姨暂时替代妈妈，一旦孩子内心找到和妈妈亲近的感觉了，进入恋母环节了，孩子自然而然就跟姑姑或者阿姨产生界限了。

开始亲近家里其他成员时，孩子已经有了一些技巧，往往还会各个击破地去讨好家人，搞好关系。这说明孩子的社交技巧正在发育，这对尔后的认知发育极为重要。

孩子能在家里揣摩每个家人的性格去搞好关系，经历了这个阶段之后，他才有可能关注他人。关注他人的时候，首先是观察和模仿，一来二去次数多了，同理心必然会出现。孩子的目的是加入他人的小团体，如果没有爱心、没有同理心，仅关注他人也加入不了小团体，就只能跟着其他人，而团体中的人是不会承认他的。但他必须经历观察和模仿的过程，家长不要急于求成，着急也没用。从另一角度来看，到目前为止，潜能自然回归法在唤醒孩子同理心方面，几乎可以说是全世界独一无二的，也是最快的！我们也真的希望潜能自然回归法在这个世界上不是独一无二的，那将会有更多的孤独症（及谱系）儿童受益！所以，家长不要被网络或者其他媒体上的终生干预、不可治愈等词句干扰，丧失信心，不要给自己过多负面的心理压力和影响。

○ 关注他人期

当孩子和家里的亲人关系完善得差不多的时候，安全感就基本建立起来了，孩子会感觉家里的圈子太小了，不能满足自己活动范围的需要，于是开始关注他人，对家庭以外的人和事物感兴趣。为什么我们在约谈或者在开家长会的时候会让家里参与照顾孩子的人都参加，就是这个道理。家人配合得好，孩子容易亲家人，亲家人期就过得顺利一些，周期就相对短一些。如果家长过度溺爱或过度严格，都会对孩子产生不良影响。但退而求其次的话，过度溺爱对孩子的阻碍性稍微小一点。因为过度溺爱的结果是，万事不用努力就能轻而易举得到，让孩子没有任何成长的欲望，能力得不到很好的发展；而过度严格的结果是，孩子总担心出错，不敢去做什么，甚至不敢去想事情。但我们的课程又是在推动着孩子欲望和能力向前发展，如果孩子被压抑得不敢冒头，我们努力叩开的孩子心灵上的那一条小小的缝隙，就有可能又关闭了。要重新开启孩子的心门不是一件容易的事情，费时费力。关键是黄金窗口期就那么几年，孩子耽误不起呀！因此，环境要宽松愉悦，孩子才有心情去关注他人。

有的家长说："贺老师，教教我怎么和孩子互动吧！"互动不是教出来的！外面许多机构都是教这教那，但几十年了也没把孤独症（及谱系）儿童教出独立生活的能力，更不用说工作和结婚生子了。所以，那些机构在家长刚去的时候就会交代："要做好充分准备啊，干预也要退化，不干预退化得更快。还要做好接受终生干预的心理准备。"实践证明，孩子的各种功能不是教出来的，必须按照马斯洛需求层次理论，先把发育基本生理功能的部分启动了，然后按照认知发展规律，把前面的功能一步一步完善了，使后面发育的功能有了基础和"组件"，孩子自然而然就开始关注他人，然后才能产生同情心、同理心等高级功能。如果一个人都不同情、不关心他人，他还能跟别人一起玩吗？从另一个角度说，家长也要注意增加自己的同理心，因为孩子就在学习模仿家长的行为、语气。前面讲过的那些回应孩子的技巧，其实都是建立在一个最关键的点——同理心上的。

比如，你不小心磕了一下，疼了，想看看伤口。旁边的人说："那么娇气啊。"一会儿这个人邀你一起去逛商场，你能高兴地和他去吗？也许会找个理由不跟他去。但如果他很关切地问你："哎呀，碰疼了吗？要不要创可贴？我帮你买去。"你可能就说："不要紧，没事，没出血。"而且心里热乎乎的。一会儿他说想逛商场，你可能会高兴地主动提出和他一起去。

所以，人际关系不是教出来的，而是先有同理心，才会有关系发展的可能性。传统行为强化训练机构十分辛苦艰难地天天教孩子们握手，但孩子们互相谁也不看谁，握过手之后谁也不理谁，跟完成任务似的。如果孩子今后到大街上跟一个陌生人说："我跟你握个手，你跟我玩吧？"别人一看这人就不正常，就会被吓跑了。

关注他人期是继亲家人期之后，孩子开始想逐渐疏离与家人的接触，不想过于沉迷、不满足于前一段亲家人期的小圈子里了，要开始去扩大认知和关注家庭以外的人和事物，逐渐过渡到与同龄的或是年龄差不多的小伙伴交往。这既是一种高级的生理功能在发育，也是一系列更加复杂的认知图式在丰富和发展。生理功能和认知图式的发育及发展是相辅相成的。孩子开始关注别的孩子对什么感兴趣，他们怎么玩玩具，他们怎么处理问题，他们怎么与人交往，他们怎么讲话及语音、语调，等等。家长突然就觉得孩子在向外打开自己的世界。关注的目的是学习，这是认知的前奏，相当于一个人从很封闭的社会刚刚出来，来到很复杂的社会当中，他有很多东西是需要学习、观察、模仿的。所以，孩子需要去关注家庭以外的其他人。有时候，家长就觉得孩子是白眼狼，自己对他这么好，他却总想跟在别人后面跑。这是孩子觉得和家人已经建立了安全感之后，才开始去关注其他人。这时的孩子有了一个质的飞跃，是应该大力支持的。因为仅与家人的交往已经不能满足他对社会交往的需求。虽然他还不会社会交往，但是他有社会交往的欲望和需求了——孩子正在开启走出孤独症（及谱系）阴影的第一步！

○ 抢师期

抢师期就是孩子在一个时期总要霸占老师。这是一种想独占心目当中最好资源的反映。挑选他最喜欢的老师，然后不让别的孩子、别的同学去接近老师，这样老师就是他一个人的，老师干什么他都站在旁边去维护老师，甚至还帮老师做事。

别的孩子要接近或者靠着老师，他就会帮着老师，认为他们是要欺负老师，他必须维护。还有的孩子不是独占老师，而是把好的东西给老师，别的老师都不能摸玩具，他认为这些都是自己喜欢的老师的。但无论哪种情况，孩子都是在维护自己最喜欢的老师。而且，自己喜欢的老师给别的同学上课，他就觉得资源不是他独占的了，因为这个，他也会抢老师。

抢师期表明孩子的自信心上升到比较高的位置，也可以说相当高了，而且占有欲相当强。还有一个原因，就是孩子自己想成为老师。他很佩服老师，因此他会去模仿老师的神态、声音、语气，甚至模仿他的穿着打扮，把自己想象成这个老师，去对待其他同学、去讲话、去指挥。

可见，抢师期是孩子成长到可以进入下一个更高阶段的标志。

○ 同理同情期

同理同情期在关注他人期之后——注意是"关注"他人期而不是"关心"他人期，他还没有达到那种关心的程度——他开始产生同理心，能够逐渐感受到他人的情感与感受了。由此可见，这么复杂的情感是不可能仅通过表层的刺激—反应式的干预训练得出来的。

同理同情是共情的基础，能够切身地去感受别人的一些情感，去体验、去体会别人的感受。比如，别人疼了、小朋友哭了，孩子开始关注这些人的反应，同时有可能想方设法地去给对方一个玩具，有的甚至还会摸着对方肩膀、抱着他、安慰他。这就是开始有同理心而产生的同情心，是人的本能，是不需要训练和学习的，在回归正常过程中，可以自然产生的，应该是耳濡目染的、触景生情的自发行为。

孤独症（及谱系）儿童的这种本能受阻，并不是他们没有这种本能，而是需要不断地提供场景，就是创造与他人共处的环境，以助于激发出这种同理同情，才可能为今后交往打下基础。不然的话，当别人哭的时候他觉得好笑，当别人笑的时候他却开始哭，这就是与现实场景相违背的情绪反应，所以往往会被人误解为精神有问题。

一位教授的亲身经历是，他小时候有孤独症（及谱系）倾向，当一个人家的花盆从楼上窗台掉落下来打碎的时候，别的孩子都避而远之，他不仅不知道躲避，还紧张得控制不住地傻笑。结果，他被误认为肇事者。

社会上常有人认为孤独症（及谱系）儿童不正常、有毛病，甚至还说他们是外星人。实际上，这就是说他们的表情和心理跟现实的场景相违背。现在，我们需要把他们的心理感受和行为表情与现实场景理顺，理成一种顺应自然、与现实相符的合理情感情绪及表达方式。这些都离不开观察，离不开悉心的培养。

○ 追随同伴期

追随同伴期是在同理同情期之后，产生追随伙伴行为的阶段。这种追随是尝试性地想跟着别人去玩，内心带有一些佩服，想参与别人玩的过程。也就是说，追随的目的一般有三个：第一想参与，第二想学习，第三想体验。这个时候，孩子甚至会跟着比他小的孩子，但他觉得如果能赶上这种小孩子的能力，他也是很开心的。有时候他也可能会追着大孩子玩。在什么情况下他会追着大孩子？当大孩子在有些事情上可以让着他，他才去追随。我们把这一时期也叫作"追异龄"。在追随同伴期，孩子一般先出现追异龄，然后才会追随同龄的儿童，并逐渐达到与同龄人交往的较高层次。这说明孩子在逐步走向社会化。

○ "攀高枝儿"期

"攀高枝儿"期一般是孩子经历了追随同伴期之后才能出现。当他能够追随同时还能够和同龄孩子交往的时候，他就会出现选择性"往上够"的表现，于是我们将这一时期叫作"攀高枝儿"期。孩子感觉到谁的能力比自己强，谁符合他心目当中的标准，谁是偶像、榜样，他就会去跟随对方，甚至讨好对方。讨好的表面目的是想接近对方，而最深层的目的是想成为对方。但孩子还不敢那么想，只是想接近，哪怕挨着他站一会儿、坐一会儿，心里都很高兴。这个时候，他只要一靠近偶像，就会觉得离偶像近了一步，所以他可以牺牲自己的利益向对方讨好。拿出自己最喜欢的东西，哪怕别人不喜欢，但他觉得是最好的东西，他就会给偶像，还会去维护偶像的利益。他要是觉得谁让他偶像吃亏了，就会马上站出来去维护偶像的利益和形象，但心中有一些狐假虎威的成分——借助偶像的力量。比如，他会说"你们站远点""你们不能……"等，帮着维护偶像的权益，显得很无私的样子。谁碰了他偶像的东西也不行，他会捍卫这个东西，把这个东西也当成偶像来捍卫。这样的做法下，孩子逐渐会跟偶像拉近距离。在一起的过程中，他看到的都是偶像的好，然后接近偶像，逐渐学会跟偶像搞好关系，再学会模仿偶像的一些行为、言语，包括声音、偶像喜欢的颜色和玩具、喜欢做的动作、眼神、面部表情，最后他模仿完还觉得自己非常神气。哪怕是偶像的一些缺点，他都会认为是优点。这个阶段的孩子会自我武装，把自己想象成偶像，来增加、巩固自己的自信心。

按照马斯洛需求层次理论，这时孩子已经基本上度过了满足生存、安全这两个最基本需求层次的阶段，正在向满足社交、归属（尊重）这两个更高需求层次前进。我们应该能够看到，孩子的生理功能发育与他已经满足的需求层次相对应，也取得了可喜的成果！

第六章　认知拓展阶段——破完美阶段

需要明确的是，认知是从接收外界信号到大脑内进行综合处理，思维是从综合处理到归纳简化再到有效输出的过程。认知拓展是一个由外到内，再由内到外不断积蓄、深化、升级的过程。

孩子之前完善了一些阶段，让家长感觉孩子本应该进入或多或少能够配合老师、能够比较听话的阶段了，认为孩子应该随着课程的进步更加听话。可是让家长没有想到的是，孩子提升到认知拓展阶段时，反而会停下脚步来内化和完善自我意识，即要开始有一个独处沉思的过程。在前面的阶段，孩子的行为表现通常都比较明显，给人热闹的感觉。到了这个时期，家长又遇到难过的一关，因为孩子突然一下变得喜欢坐着一动不动了。很多家长对此的第一反应是，孩子昨天还生龙活虎的，今天怎么反弹了？于是第二天跑来问贺老师："我们前面效果挺好的，他怎么又反弹呢？又退步了？"贺老师说："怎么了？不可能。我昨天看见他眼神也好，各方面反应也不错，已经反应很快了，都已经快到泥鳅期了。"家长说："他坐在那里，我叫他也不搭理我了。"

刚来上课那段时间，孩子在康复过程的表层阶段，他只要一听到叫他就答应，或者看向对方。到独处沉思的时候，他不愿意被别人喊，不愿意被打扰，所以他会表现为不搭理别人，自己发呆或自顾自地玩耍。

这是因为孩子正在思考问题，跟原来不一样了。他开始能够沉浸在自己的世界里去思索了，思考一些还不稳定的、若隐若现的问题。原来的思维特别浅层、表面化，没有连贯性和深度，所以认知会发育迟缓，赶不上同年龄人。潜能自然回归课程推动他向深度发展思维，他因此不愿意被打扰了。

○ 独处沉思期

独处沉思期又是一个新的高度。独处沉思期是什么意思？在此之前的教育转化对孩子的效果是表层的，但是随着孩子进入本期的成长，他就想有独立的思考了。孩子会这样想：以前都听你们的，你们让拿什么东西我就拿，让我往东走，我就往东走。我凭什么听你们的？我要有我的思想。这个时候，他就开始进入独处沉思期了。孩子的表现也说明他的自我中心意识已经比较清晰，而且逐渐在主导他的行为了。这都为后面阶段的自我中心期的建立打下了基础，是后面阶段中产生观察模仿力的核心要素。

这一时期，孩子的表现特征是更喜欢独处，但这与刚来时的孤独行为性质完全不一样。他的独处是开始学习、练习思考了。比如，树上掉了一片叶子，孩子就想叶子为什么要往下掉？虽然有些孩子在这个阶段还没有语言，表达能力也不行，但他开始思考就是好的开端。在他坐着正在想的时候，家长叫他，他可能不回答。如果家长不理解，可能会一直叫，怕孩子反弹了，不敢让他待在自己的世界里。于是，家长提高嗓门大声叫喊。可是结果好吗？每叫他一声就会打断他一次，他还很微弱的思路就抓不住了。好不容易不叫了，他又找了个空，费了九牛二虎之力又把思路给拢过来。刚拢过来，又开始叫他，思路又散了。这就叫干扰。所以，这个时候不要干扰他，他也不愿意被打扰。这个时候，如果叫了两声孩子不搭理，家长要轻声缓和地说："哦，我们不愿被打扰。"家长解释他、理解他，他内心是很感激的。

有的家长不理解，看见孩子发呆就会问："你在想什么？"他也许会回答。但再到后面是问他还是不问他了？这个时候最好是不问。就算问，也最好不带有责问的口气问"你在想什么"。因为当家长问他在想什么的时候，他的思维还很弱，不能够分心，他可能想回答但又没有能力，所以回答不了。这时，他的思路很容易被打断，但他想再继续自己的思考，所以家长应该轻声缓慢地说："我们在思考，妈妈不打扰你了。"这样就行了，他可以接着思考。因为没有被打扰，他会很乐意去思考他的问题。

以往孩子注意力集中时间短，所以他除了执行各种简单的指令外，不可能进行深度思考。而潜能自然回归课程帮助他完善了前庭觉的功能，排除了一些以前干扰他思考的障碍，同时开始建立连接两个大脑半球的协同工作。这正是深度思考所需要的基础条件，也是认知发育—生理发育归于正常的基础条件，更是产生主动意识下的复杂行为的必要条件。而许多复杂动作和深度思考，要调动大脑两个半球协同工作才能完成。独立思考期，孩子的静坐思考，正是在尝试运用更长程的思维逻辑链完成他的思考。而随着使用的频率不断提高，孩子不仅越来越接近正常孩子的思维和行为，发展认知的基础功能都被一个一个唤醒激活了。随着思考的深入，认知发展的关键表征——相对高级的语言功能的发育，也在这个时期开始萌发。

这时在基因的设计下，他具有的一些功能就自然地表现出来了。不需要像传统行为强化训练机构那样，先把有意涵的动作分解成无意涵的碎片，然后机械地用强化刺激—动作行为，重复训练出一些无意义的碎片动作，再试图拼装成行为。一旦教学环境条件改变成社会环境，原来拼装碎片行为所依赖的参照系——方格图改变了，按照前面的干预训练拼不出来想要的行为，孩子反而容易出现迁移障碍。

在孩子处于独处沉思期时，家长可以告诉他"我就在这儿，在你的旁边啊，有事你找我"。家长不能因为孩子独处沉思，为了不打扰他，就不理他了。他独处沉思的时候，不知道或不记得家长是什么时候离开的，在思考完回过神后，发现屋里没人，他是恐惧的。他跟过去不一样，过去是屏蔽的，外面有什么变化他都感受不到，所以都跟他没关系，现在他对周围环境能够感知。但刚刚打开的自我和对周围的感知，对于此时的孩子来说，变化过于强烈了，他会变得很在乎，因此他会感到恐惧，会觉得家人怎么不管我了，又开始觉得原来你们都不喜欢我。所以此时突然离开他，会把他的进步又打回去一部分。家长要告诉他"妈妈在旁边"或者说"妈妈要上个厕所"，让他知道"一会儿我就回来"。家长回来的时候，要从他的视线中走过来或者小声通报一声，不能悄悄地从他身后回去，否则容易吓到他。此时，他的注意才刚刚学会集中一点，还不能发展注意的分配，因此他的专注还很狭窄。

但如果这个阶段我们不理解孩子，强行打扰孩子的思绪、不断和他说话，他一个想法一跳跃、一闪就过了，即便再问他，他也懒得再说或者捕捉不到刚才的微弱思绪了。但以后也许他还会逐渐建立想法，即在他的思维链条拉长、稳定之后，他是会主动跟家长说的，所以家长又何必在乎这一时半会儿的得失呢？现阶段，他是特别需要被理解的，家长即使不知道或者没听懂孩子的话，也不要急于求成，最好的办法就是示弱："哎哟，妈妈刚才没听清楚。"或者跟他说："宝贝，你是想说××吗？"注意要用非常和善的表情和语气去跟他说。

很多语言出现得晚的孩子也会在这个阶段开始萌发语言。

但是，此时我们也会观察到，孩子在经历了独处沉思期后，可能会出现一些类似泥鳅期的行为。一种可能是，在泥鳅期孩子没能充分地表现出来，为以后留了痕迹。另一种可能是，孩子此时会产生一些更高阶段的意识支配下的行为，即使与从前有某些相似，孩子内在的思维也已经有了明显的提升。这也说明孩子的变化是内外相呼应的。

○ 自主思维拓展期

自主思维拓展期属于独处沉思期表现的开端，是一个萌芽阶段。这时候，孩子的行为还是与正常孩子有所不同，家长要理解他。他往往自己待在一处，家长会突然发现他一反常态，没有动静了，在那里就好像是在发呆。这种发呆和他没有经过潜能自然回归课程之前的发呆是不一样的，现在发呆的眼神是有思索的眼神，而不像过去是一种懵懂、呆滞的眼神。

当他处在自主思维拓展期的时候，孩子会思考问题，但他的思绪是很微弱的，所以家长尽量不要去打断他。有的家长就说，书上写了不能让他独自待在自己的世界里，所以迫不及待地要打断他，把他叫过来，和他互动，甚至唱歌跳舞，但这些都是非常不正确的做法。这些做法都局限在行为主义的浅表层面，而这时孩子的思维已经进入了深层结构性的变化阶段。如果书上这种方法能奏效的话，就不应该有终生训练这一说法了。我们要尊重孩子，尽量不要去打扰他。但也要避免一点，就是家长不打招呼就离开。因为在孩子还没有建立起胆量和自信的时候，他对周围环境还没有掌控能力，但又有了一定的感知，当他突然发现一个人独自待在一个房间里，或者一个空旷的地方、一个封闭的房间，他就会感到恐惧。所以，家长应该轻轻地说："哟，我们在思考呀。那好，妈妈在旁边等你。"为什么要这样和他说？因为这样做既不打断他，表示尊重他，也可以在他需要的时候马上能找到人，能感受到自己是被陪伴的。换句话说，家长要表达出"孩子你不用怕"的意思。

孩子需要有陪伴的宽松环境去拓展自主思维，这一点非常重要。他这个时候不找别人，说明暂时不需要，就不要去找他，但应尽量让他知道，他的旁边有人，他可以用余光看见有人陪伴，却不至于分散注意力。如果孩子别过身去，说明他不想让家长看见他不成熟的举动。请家长尊重孩子，不要把孩子转过来，也不要追着孩子的余光走。放心吧，他需要的时候自然会找人的。

这个时候，孩子的眼睛往往盯在一个地方不太动，也许是窗外，也许是墙壁。请家长闭嘴不要发声，因为他在思考，而且他的思绪是很微弱的，稍有干扰立刻就会消散。正确的做法是，看见他思考了片刻，家长就可以轻轻地解读一下："呀，我们在思考，真棒！"这样就是肯定和支持孩子思考，是不会冲淡或打断他的思绪的。

当他没有思绪的时候，家长也不要操之过急，要尊重他，允许并给他足够的时间、空间让他去找感觉。他找不到就说明他需要歇一歇，会主动来找家长或老师。我们在课堂上也是这样做，老师会说"我们在思考呀"，然后给他一点点时间，哪怕只有几秒。这是非常重要的，可以让他理解什么是思考。当他了解了思考这个词的意义，以后遇到事情再思考的时候，他就知道自己在思考问题，有利于调动激发他思维的萌生。这也符合感知—认知—思维—行为的认知发展规律。同时，孩子在前一段的转化中取得的进步，也需要一段时间来消化、积蓄，再转化，完成由量变到质变的阶段性变化过程。

幼儿心理学非常注意此时对孩子的尊重，父母与教师的角色始终是以陪伴为主。正像贺老师所言，这些微妙的话语其实是在以暗示的方法打造一个有利于孩子的教育转化环境。心理思维、语言萌发，都是孩子内在发生良性变化的外部表现。

○ 自主语言萌发期

本书一开始便提到，语言是随着潜能自然回归康复转化的进程逐步从弱到强的，所以不用碎片式地单独进行发音训练。康复的目标不是发音，而是更加高远的目标——回归正常儿童。语言只是最基础的社交工具，而且会随着康复的进程，水到渠成地自动发展出来。我们的目标是达到正常孩子的行为、认知和社交，要能够正常上学、进入社会，最终成为正常人。

而且，孩子的程度大部分都不一样，年龄也不一样，语言启动的时机更不可能一样。少部分孩子刚来的时候，就会简单的字词表达，有些则全是刻板的发音。大多数情况下，不仅年龄偏小的孩子刚来的时候没有一点语言的迹象，连一些年龄大的孩子也没有。可见，没有语言迹象不是仅出现在年龄小的孩子身上，而是可能发生在不同年龄的孤独症（及谱系）儿童身上。但往往在情感启动—完善阶段，他们中大多数开始出现自主语言，或与场景相对应的字词了；有些孩子则才开始出现少量的字词表达，所表达的对象都是孩子相对有把握的，例如开门、抱抱、喝水等，我们称之为"蹦字"。孩子用这些替代一部分刻板重复的无意义复读机式发音现象。"蹦字"越推迟出现，说明语言的萌发力越弱，所以家长在处理的时候越要小心保护孩子的语言萌芽苗头。这也是所有阶段康复中，需要单独讲讲语言的一个重要时期。

还有一个重要的、具有共性的现象，即孩子最初的"蹦字"都发生在教室里。原因是孩子一回到家里，原来对他的各种约束又回来了——妈妈仍在按照原来的方式教导、约束孩子。孩子自然放不开去尝试和探索，也就不可能出现"蹦字"——语言的最初萌发现象。只有教室才能够给孩子提供宽松、试错的环境和心理的鼓励。

很多孩子在自主语言萌发期会有一个絮叨的过程，也叫"宇宙语期"。这时候，他说的话你可能80%以上都听不懂。家长要明白孩子也不需要别人（包括家长）听懂，家长陪着他就行了，没听懂也当听懂了一样，哼哼哈哈地回应他。他知道家长没听懂，但他很受用这种理解和支持的态度！等他准备好了，就能让人听懂了，而且想让别人听懂多少他都能办到。家长可能会很难受，感觉到累，或者总想去听懂他。请不要太纠结，只和他重复那几个能听懂的字词（约20%）就可以。如果能把那几个字词表达出来，即使不完全正确，他也觉得家长很理解他了。不一定非要去确认没听懂的80%，其实当孩子有信心把其中的字词用准确发音表达出来时，他就会让别人听懂自己。在这个过程中，孩子还要内化完善自我，把语意、字词、发音、场景统一起来。这是一个渐变的过程。其实孩子让你听不懂是他在悄悄地练习接近正确发音的过程。家长会发现，孩子一夜之间就能准确地发音了！这时，家长往往会有两种不同的做法：晚上在家带着孩子练习发音，这是加快开发潜能，属于拔苗助长的家长，孩子语言萌发得反而慢；晚上跟着孩子一起含混发音，这是"捧哏"型家长，孩子语言往往能取得突飞猛进的效果。

这其中有一个能增加孩子语言萌发和帮他稳固自信的技巧，家长掌握了技巧，就能取得收获大且不累的效果。技巧就是，任何时候都不能以家长的一厢情愿取代孩子的主观能动性。潜能自然回归法核心要义就是激发潜能——不断地唤醒孩子的主观能动性。

还有一个现象是，孩子要发展语言，他就会把刚刚掌握的词句来回说。孩子不烦，家长也不能烦，不能把这种"来回说"等同于传统行为强化训练出来的无意义"复读机"。参加潜能自然回归课程的孩子到了这个时期，就是反复自我练习发音表达，同时还挺满足于自己的进步，也就是有一点点小自恋，因此会主动地反复练习。这里强调一点，请家长不要阻止孩子重复练习，更不能对孩子说"你再说一遍"。孩子本来有点小小的自恋享受，会被家长善意的操控压回去。这种宇宙语现象，符合杰出语言学家乔姆斯基的普遍语法理论所提出的原则——孩子在母语的自然学习模仿中，语言会水到渠成地发展出来。所以，家长不用担心。

我们作为成年人学习第二语言——外语时，都会有一个体会，就是用不熟练的外语句型和刚接触的词汇与外国人面对面交流时，会尽量采用他刚说过的句子和词汇。这样做既便于自己的学习和巩固，又便于对方理解自己想表达的意思。这样的重复和咀嚼是学习新语言最自然、有效的方法。回头看，处在语言萌芽期的孤独症（及谱系）儿童，不也正是在用同样的方法演练他的语言能力吗？

这个时候家长该怎么办？家长首先要相信孩子在课程中的自我疗愈效果，要去理解他，要多看到他前期的进步。现在属于黎明前的黑暗，孩子自主语言发展之前都会这样，所以家长着急也没用。理解他不仅能够使他得到支持，家长也不会觉得那么累了。我们老师天天陪着那么多孩子，都要因材施教，是有技巧的。刚开始他说什么不用听懂，他也根本没想让别人听懂，他想让别人听懂多少就听多少，让听懂 10% 就解读 10%，让听懂 20% 就解读 20%。逐渐地，他看家长没有挑他的毛病，对他很宽松，还很赞赏的样子，他的自信就会渐渐地提高，表达能力也悄悄练出来了。家长会发现，他让人听得懂的词句越来越多。所以这是有规律可循的，是按由易到难的顺序一步一步提升的，他的重复就是在提升。只不过有的心急的家长会感到使不上劲、累心。其实，只要家长不刻意去打断他，他要是愿意说，跟着他附和（捧哏）是最好的。如果我们非得搞清楚孩子在说什么，孩子就会回避我们，从而阻碍了我们与孩子的亲近关系，直接影响到后面的康复转化进程。因此，我们此时要表现得很弱势地附和孩子，让孩子有绝对的主导地位，即使他说的什么也不是。孩子如果太爱说了，家长觉得受不了想休息一下，就可以和善地对孩子说："妈妈去拿个东西，一会儿就回来。"他可能还会继续说，或者等人回来再说。休息好了，家长再回来，他说什么也开心地学他的口吻说就好了……这是不是像极了初学外语，便与外国人滔滔不绝地交流，也不管人家听得懂听不懂的情况？而此时的外国人往往都是频频点头，让你觉得他听懂了，于是你信心大增！

这个过程也有点像婴幼儿最初学语言似的，只不过孩子比婴幼儿对外部世界获取了更多的感知。孩子要把它们消化整理成符合外部世界的真正语言，他们要在自己的头脑中，先完成对语言的自动编码。这么复杂的工作当然需要一个过程和时间。请家长耐心地给他们一段时间，相信会迎来一个惊喜！因为一切都表明，他们已经进入可以被教育转化的良性轨道。

孩子在这个阶段为什么会说话不清楚，一般有三个方面的原因：

1）孩子相应的脑区还没有得到一定程度的发展，没能达到把话说清楚的程度。例如，布洛卡区没有发展到位，对于口腔肌肉、声带和膈肌的控制程度还没有那么高，所以很多发音是听不懂的。

2）孩子维尔尼克区没有发展到位，所以语言的组织能力还不强，说话会语序、语法混乱，也只会来回说那么几句话。

3）孩子还不够自信。人在不自信、紧张的时候就容易语无伦次，这个时候如果家长去纠正，只会给他造成更大的压力，把刚刚萌芽的语言给扼杀了。想想自己最初是怎样学外语的，推己及人，就能理解他了。

传统行为强化训练方法是着重纠正语言，由语言训练专家去程序化地训练和矫正。结果怎么样呢？终生训练。语言训练专家按照训练聋哑儿童发音、说话，从气息开始，做口肌按摩等，解决的都是嘴的问题。但孤独症（及谱系）儿童没有语言是神经网络的问题。现在孩子的脑回路已经通过潜能自然回归课程，发生有利于萌发语言的明显改变，正在搭建正确的神经通路。我们得出这个结论，正是依据了认知与大脑工作模式，以及普遍语法理论，是有科学根据和实践基础的。机械刻板的语言训练对处在语言萌发期的孩子，仍然采用了对待小鼠和鸽子的动物反应理论、行为主义理论的实验方法，像隔靴搔痒般无果而终。这对此时的孩子来说，是另一套杂乱的记忆网络，不仅得不到有意识的真正语言，还扰乱了孩子大脑得来不易的良性转化过程，且无法去除刻板行为。

实际上，这时的孩子所有的发音器官都没有问题。气息是膈肌的问题，孩子只要经常笑，膈肌自然就会收放自如了，还用枯燥地天天练气息吗？还有一个核心问题，即孩子语言要发展，首先要让孩子有表达的欲望。如果这个内在的心理问题没有解决的话，很有可能孩子苦苦训练一辈子语言，都不会也不愿意和人沟通表达。而那些所谓的语言训练专家不仅不能提升这类孩子的语言表达欲望，而且越发造成孩子的心理障碍。他们越纠正，孩子就越怕错、越不敢说、越逆反、越不愿说。

那么，家长应该怎么做呢？家长应该善意地模仿，不去揣测听不懂的部分。很多孤独症（及谱系）儿童的家长都成了"翻译"，孩子叽里呱啦说一堆，家长能够翻译出来，还鼓励孩子"好棒"。我们认为，这是盲目自信、盲目夸大的表现，会造成负面效应。孩子会认为，说成这样你们也能听懂，语言就是这个样子的，他就不会有新的进步了。有的人唱歌跑调，被纠正多次也改不过来，那么这个人可能听力有问题。可是，当别人唱歌跑调，他一下就听出来了，证明这不是听力的问题，而是自己听自己的声音与听外界声音的误差。所以，纠正是无用功，反而把孩子搞紧张、搞烦了，造成误差定格，成了痼疾，就很难改变了。家长不要急于求成，先耐心地对那些能听得懂的部分喜悦地做出简单回应。发音还不标准的部分就去模仿他，善意地带着点可爱语气地模仿重复孩子所说的话，让孩子感觉家长是很接纳和赞赏他的粗糙语言的。随着认知和声音分辨能力的提升，孩子会发现家长的发音怎么会那样奇怪，但看着家长爱的眼神，他会在瞬间就感觉到原来是在学自己，孩子内心便会很感激家长的体谅和宽容。孩子开始自我反省，反复苦练，让他的宇宙语言不断增多。但过一段时间，家长就会惊奇地发现能听懂的地方猛然增多（这样的情况只会发生在那些宽松、耐得住寂寞的家庭）！这个变化过程正是孩子在调动更多的脑细胞、脑组织来完成自己咿呀语—宇宙语—真正语言的转换。慢慢地，孩子也可以偶尔发音比正常孩子还要标准一些，这也是一个帮助他自我校正的过程。

很多家长害怕，孩子重复刻板语言会有阿斯伯格倾向。可以这么说，从我们这里的很多阿斯伯格综合征的案例来看，阿斯伯格儿童至少有两个必要条件：

1）高知爸爸或妈妈从小就渗透一些无比正确的科学现象、道理和知识。

2）语言萌发期，家长就按高标准去衡量和纠正他，而且是不恰当地纠正，不给孩子试错的机会，幻想让孩子一步到位。他们不厌其烦、反复纠正，如果孩子达不到要求，就会恨铁不成钢。孩子内心备受打击，但是当着家长的面又不愿意服输，于是就把更多的时间用在一些超年龄的知识方面去掩盖自己语言表达的弱点，例如阿斯伯格综合征的一些表征。

传统行为强化训练方法非要一个语言能力很差的孩子说"我要吃香蕉"，让他的语句中必须包括主、谓、宾。孩子说"吃香蕉"不行，必须字正腔圆地教他说"我，要，吃，香，蕉"才行。这样拔苗助长的强求反而会加深他的刻板。

按照普遍语法理论，孩子能说出"吃香蕉"就已经是成功了。以后他会随着语境的需要，增减句子成分，根本不需要从一开始就求全责备。比如，在自驾旅游途中，开车的爸爸问孩子"你想吃哪个"，孩子在有前提的情况下，必然只回答"香蕉"。而在过年期间去亲戚家串门的场合下，孩子知道想吃香蕉要先得到大人的许可，他就会说"我能吃根香蕉吗"。这就是语境不同，但表达的意思是一样的，都是"我想吃香蕉"。由此可见，家长的表现充分体现出，不懂孩子教育方法的科技型家长，非要在教育孩子方面不恰当地体现自己的价值，反而害了孩子。看到这里，有多少年轻的爸爸妈妈会感到汗颜啊！

要知道，书面语言和口语是有区别的。我国古代书面用语叫文言文，但是说话还是白话，要是谁像书面语言那样说话，会让人觉得很奇怪。这个阶段去纠正他，就算发音标准了，也只是布洛卡区得到了简单改善，但维尔尼克区的发展却会停顿。人的语言是需要有思想内涵的语言为基础来推动的，因此激活大脑的维尔尼克区同样重要。阿斯伯格儿童来回说那么几句话，就因为他的维尔尼克区没有更广泛地发展，只能组织起这么一些熟悉且不是十分理解的语言。当他在与对方"高谈阔论"的时候，其实他和别人是各谈各的，不在一个频道上。他的程序是固定的，没有别人的内容输入，他也不知道怎么接别人的话题，只能像复读机一样按顺序简述（其实是在背诵）爸爸或妈妈曾经给他灌输的知识。阿斯伯格儿童的滔滔不绝，是陷在他的短程脑回路中的、自激振荡型的自我快乐的高潮中了。这也是阿斯伯格儿童更容易形成反社会人格的原因。

如果不想让自己的孩子发展得更糟，请家长一定要做对的事情！在语言启动期，让我们专业的课程和老师来引导孩子，家长则要给他一个宽松的环境，才有利于激发他说话的欲望和建立信心。随着课程的深入和推动，他的语言自然而然会进入上升发展的轨道。

先不要去强化训练那些无意义发音，那不是人类的语言，因为真正的语言是代表自己内在想法的，是用来与人交往的工具，并非那种鹦鹉学舌的"复读机"。孩子刚开始有语言，就是自我表达的自主语言，不能硬生生地去教孩子发音，更不能急于求成去进行口肌训练。有的孩子不爱张口，被老师把嘴都捏烂了，还是达不到效果，被贴上"终生训练，终生干预"的标签。

潜能自然回归法恰恰相反，我们不需要孩子把宝贵的时间花在那些枯燥无味、无意义的发音上面，而是着重于提升孩子的认知和激发表达欲望。如果没有欲望，是没有人能够撬开孩子的嘴的。即使孩子拗不过老师或家长，被迫开口，也出不了自主语言，只能是那种鹦鹉学舌的"复读机"，与人交流时仍然不能自如，会不分场合、对答刻板或张冠李戴。因为他不明白自己说的话是什么意思，也不会区分听自己说话的对象。这就是传统行为强化训练法教出来的孩子永远不能进入社会的根源。

即便孩子终于学会了教的那几句话，他也会在每个场景里原封不动地复述出来，而根本不管对方的意思。电视里经常有传统行为强化训练的"成功"案例，如果主持人完全按照提前反复排练、一字不落地采访时，孩子对答得挺好。可是，当主持人一不小心用了某个同义词来表达，孩子就会不知所措，即使妈妈在旁边及时教他也不行。他感到场面失控了，甚至会精神崩溃地甩掉话筒，大哭大闹着逃离现场。

这种案例能算成功吗？孩子能正常上学吗？难怪很多第一次来我们这里的家长都十分沮丧，好像天要塌下来一样。曾经有一个特别实在的家长一进来，看见其他家长在休息区有说有笑还很不理解，一本正经地批评这些家长没有爱心，自己家孩子得了孤独症竟然还能高兴得起来。后来，他自己的孩子进步了，他也和其他家长有说有笑了。家长们还和他开玩笑："你现在也像我们一样没心没肺了。"逗得大家哈哈大笑。因为他自己的孩子已经有了自主语言，基本知道什么场景说什么话。他终于明白家长着急没有用，而且孩子的自主语言能力是教不出来的，是应该随着潜能自然回归课程逐渐激发出来，更主要的是在这里终于打破了深深压在他心底的魔咒——不用终生训练了。

○ 对外否定期

对外否定期，我们也叫"不"字期。和孩子说什么，他都以一个"不"字回应。这个时期属于沉思独处期的一部分，他开始有自己独立的思考和想法了，即使很微弱也很不成熟。但他也有"自以为是"的膨胀，觉得自己了不起，不想像过去那样被别人操控了。

　　只要自己以外的任何人说什么，他都会不假思索地说"不"。"我们要出门吗？""不。""要吃饭吗？""不吃。""要换衣服了。""不换。"总之，什么都是"不"。我们会发现，他虽然在说"不"，但他该做的事情还做，该吃还吃。因为他反对的是外来的一切意见，却听从自己的内心。他也想表明：我是有思想的，我要吃饭是我自己想要吃，是我的观点，跟你们让我吃没有任何关系。

　　这个时候，孩子是要屏蔽外来所有强加的、附加的、任何的指令和条件，希望自己能够建立一个内在的独立王国，希望能够建立自己独立思考问题的能力和独立自主的自我意识。这个时期是后期建立自信心和成为独立个体非常重要的基石，是孩子成长的必经阶段。他们开始希望自己能够支配自己的行为，完成从本能意识到自主意识的过程，是不能由外人、家长所替代的。

　　这一系列的"不"，其中不乏言不由衷，家长千万别以为孩子又"糊涂"了。表面上，他什么都要以自己为中心，其实是他在建立自我意识过程当中，刻意表现出来的做法，是在试探周围人是否承认"以我为中心"。孩子随后便是进一步建立他的自信，而自我意识、兴趣点、独立性、自主思考、获得尊重、胆敢说"不"，这些不就构成孩子下一阶段自主意识下的独立行为了吗？看起来这一系列的反应都很粗糙，但是孩子的这些言不由衷的"不"，正是在尝试走向自我中心、建立自我意识过程中的表现。最后的结果正是我们所需要的、所预期的，是传统行为强化训练下的碎片化行为所无法拼装出来的。孩子"不"字期的过程，是不能被家长干扰、被家长所替代的。

　　希望我们的教育者和家长可以给予孩子成长的时间和空间，不要去干预他。有时候，家长会信口开河地说："你说了不吃，你为什么还要吃？"家长的话看似没有问题，但这其实是"正确的错误"。为什么这么说呢？家长的话确实是事实，可是对孩子的现实成长期却犯了一个错误，孩子的"不"其实是标榜自己的"独立宣言"，而且他也需要这个独立性，才能够建立起自主意识，才能够逐渐走向正常。我们要有意识地尊重他的"不"，家长应该说："哦，我们这会儿不吃啊。好吧，我们过会儿再吃啊。"然后等他过去吃的时候说："哎呀，我们饿了，我们要吃了。"这样用"旁白"去解读他，让他觉得他的意见得到了尊重，他的意见得到了认可，他的自主行为也得到了赞赏。如果我们不注意策略，非得去"揭穿"他就成了打压，会阻碍孩子的发展。

请相信，孩子这样处理和操作，就能够建立自己的独立思考、独立行为、独立处理问题的一种初级阶段的能力。

○ 完美保持不降期

完美保持不降期是孩子要保留自己所摆的任何东西，也叫"过度完美期"，是传统行为强化训练法最忌讳的不让孩子出现的"整齐排列"现象。

这个时期的孩子，对于任何东西，只要是他摆的，他认为非常整齐的、非常完美的，任何人都不能动。如果谁动了，他就会不干，甚至会撒泼打滚。他可能会发现一些非常细小的事，如细微地碰触了一下他摆好的东西，即使想方设法"还原"，他都能发现。就好像他有"拍摄功能"，经过他与昨天的"拍摄"进行比对后，他能立即发现与昨天的摆放有什么不一样。而且，他会大发雷霆、撒泼打滚、小题大做。

这个时候，家长一定要理解他，理解他的过度完美，还要允许他、暂时满足他的过度完美。其实，他更需要的是一份尊重。孩子要求保持过度完美（整齐摆放）、一字排列的行为，除了想得到别人的尊重外，还有一个原因：他觉得我做出来的不容易。家长要看到事物的各个方面，知道孩子在自主地支配自己的行为。这个阶段，孩子的大脑只接受一字形的刻板图式，这种图式可以给他带来心安——安全感。他认为世界上任何人、事、物，最好都能够"齐步走"，不愿意接受改变。

孤独症（及谱系）的孩子往往表现得很清高，高功能的孩子尤为明显。低功能的孩子就以不屑一顾、不对视、用余光看人来维护自己的清高，用这些方式来维持仅有的安全感。潜能自然回归法正是用重新建立的安全感来替代原有的、刻板行为下的、封闭式的、仅有的那一点安全感。这种新建立的安全感是在对周围的认知和把控能力、解决能力都得到提升的前提下的安全感，所以优于过去狭隘的安全感。过去那种所谓的安全感、刻板行为等，能够卷土重来的唯一可能，就是家长的错误干预，导致孩子徘徊不前，甚至重走回头路，令人痛心。而传统干预训练方法是在迫使孩子一辈子走在南辕北辙的路上。

家长如果无意当中碰触了他的东西，要给他赔礼道歉。即使他哭闹，也要给他赔礼道歉，不强求他马上原谅，但是他会在哭闹之余收到家长的歉意。家长可以帮他还原，但要征求他的同意："不好意思，不小心碰到了。我来还原摆好行吗？"但是，家长要知道自己永远摆不出孩子心目中的样子。只要我们做了，他就会逐渐理解，那么这个事情可能就会慢慢地在一次、两次、三次或更多次之后，即孩子追求过度完美阶段逐渐地得到满足之后，通过潜能自然回归课程的推动，他就会完善这个阶段，向下一个阶段进军。虽然过度完美是刻板也是缺点，但是他必须经历。他的行为是在突破进步途中的关卡，不给他机会突破，他就无法继续进步。等他随着我们课程能够摆出更好的内容时，家长弄乱了也没关系，因为他增加了自信，觉得自己还能摆出更好的造型。孩子过度完美的刻板就这样不知不觉地在自然升华中被突破了。家长对此还用那么紧张吗？

很多孩子成长到这个时期就特别珍惜自己的劳动成果，一旦有人把他摆得整整齐齐的东西弄乱了，就感觉自己的作品没有得到尊重，感觉别人在否定他，就比较着急。他现在有一定的胆量表达自己的不满了，会大哭大闹地表示抗议。家长千万不要认为孩子是在无理取闹，这是孩子进步的表现，因为至少他已经学会了释放自己的情绪，只不过还没有学会用正确的方式去表达。家长一定要借此机会联络感情，赶紧给孩子赔不是，并且表示要去把玩具复原（先不动玩具），看孩子的反应。一般情况下，他是不会让别人动他的玩具的，一是本来就生气，二是他会不放心，怕摆的不能符合他的要求。他闹够了会自己往回摆。如果他自己要摆，就让他自己摆，但家长要跟他道歉，还要补充一句："哦，妈妈可能摆不到宝宝那么好。好的，我看着宝宝摆一摆，妈妈好好学一学！"这样他的情绪就会好一点，而且为他自己打破过度完美性格奠定了基础。因为他要保持过度完美的作品，家长要是摆不回去，他能察觉到。只要有一丝的差距他就能感觉出来。这种过度完美性格会影响他的发展，但如果这个时候不让他完善，他一辈子就有可能固执地停留在这种刻板行为上。

很多家长知道传统行为强化训练法要"治"他们的这种刻板，必须打破他们的刻板，要"干预"，也就是跟孩子反着干。所以，只要孩子摆整齐，家长就惊恐地把它打乱，再摆整齐再打乱。但这些孩子有的长到了五六十岁都没有干预好，那时他们可能已经没有家长了，谁又能继续去打乱呢？因为他们没有完结这个行为，他们没有完善这个情结，没有突破这个关卡，他们就一辈子纠结在这个情结上。我们是让孩子在课程推动下自然而然去完善，而不是去阻止他们，也不要刻意去助长他们。家长说我也来帮你摆吧，他可能会说不用。潜能自然回归法就是用"满足"孩子的暂时刻板，来逐渐弱化、削减孩子的刻板。因为当他得到了接纳、支持和满足后，让他极度没有安全感的心理得到了滋养。在我们的课程中，孩子其实也在产生克服这种过度完美习惯的欲望，并且他会在不断向上追求的心理影响下，主动提高、完善自我、增强能力、提高自信，由此获得新的安全感。

家长可以说："我帮你摆不回去了，你看我摆的合适吗？那你帮帮忙吧。对不起了。"这是允许他去完结这个情结。不要担心，等他完结了之后，就没有那么过度地追求完美的性格了。而且，只要不是故意的，不小心打乱了也没关系，这样他才能跟别人相处。否则无论谁碰了一下他的东西，一不合他的心意，他就歇斯底里发脾气，那他还能维持正常的人际关系吗？

在孩子逐渐度过过度完美期之后，他就会好一些，虽然他可能还是比较讲究完美，但是他开始逐步接受不完美。也可以允许他保留适当的追求完美性格，能够促使他不断学习、不断进步。不过，如果孩子形成了过度追求完美的性格，就容易发展成强迫症。

适度的"追求完美"固然可以成为一个人不断学习、增加知识的动力，但追求过度完美的实质是害怕失去以往狭隘的安全感，害怕向新的未知领域去探索，是保持自己在已经熟悉的领域中的形象和尊严风险最小、最省力的途径。这是一个事物的两方面。家长要给孩子时间，通过自然磨合，帮助他那颗脆弱的心，达到适度的接受不完美。

家长要学会示弱，孩子会自己把东西复原，也会原谅你。尊重他到了一定的程度，家长打乱了他的东西也不会造成影响，因为他维护完美的同时也想维持自己的尊严。传统行为强化训练法则与此相反，提出要终生干预，使孩子一生都没有得到尊重，一辈子都在被别人干预——对着干，因此要用一辈子维持自己的尊严。很多时候，孩子的潜能激发、康复转化就在一些小事的处理方向上。而传统方法强调打破、干预，但这种干预没有意义，对他的人生没有好的作用，因为他还有很多事情要去做——去上学，去工作，去结婚生子。一直去干预就等于在每一件小事上和他作对，使他陷在这些小事上走不出来。那他这辈子还能按部就班地走完吗？弄好，打乱，再弄好，再打乱……家长一辈子都在干扰，而他一辈子都在维护。所以，一定不要看到孩子把东西摆整齐呈一字形，家长就害怕。这只是一种表象，他实质上只是想做得更好而已。我们只要注重转化、发现改变、及时肯定，要看到他的发展，陪伴他安全顺利地度过这个情结。当本期完结了，孩子自然就不会那么过度地追求完美了，后面的阶段他就允许不那么完美了，对事对人就会开始宽容——消除过度追求完美的刻板，宽容随之诞生。

家长还要避免另一种遗憾：看过行为训练方面的书之后，家长迫不及待地把孩子已经摆出来的直线形状打乱，因为家长认为这是典型的刻板行为。其实，孩子在追求完美中也获得了一定的安全感和自信心。孩子在我们的课程中进一步提高了自信，他能够摆出更高水平的图形后，就不会那么刻意哭闹、小题大做了。此时，他已经多了几分自信和能力。这样宝贵的过程，也是孩子在向原有的兴趣狭窄、刻板行为告别的仪式，千万不要因为家长的迫不及待而被打乱。家长要意识到，打乱的不仅是孩子暂时的摆放，而且是孩子正在发生的进步过程。凡事发展都要循序渐进，所以不能对孩子过于苛刻地要求，给他多一些宽松，他进步得会更快。

○ 故意回避期

在故意回避期，孩子之前都已经可以跟别的小朋友玩了，突然又进入独处沉思期，看见同伴来了，他就往旁边躲。家长对此很着急，找到贺老师问："我们之前挺好的，已经跟着别的宝贝跑着玩了，我特开心。昨天怎么突然就退步了？""怎么退步了？""他看见别人来了，就往旁边躲。"

贺老师说："此躲非彼躲。你回想一下他的神态和他来上课之前躲时的神态，有没有区别？"家长想想说："是有点区别，好像现在在想事、在观察别人呢。"贺老师说："是的，以前的躲是有人没人都一样，甚至反而觉得别人碍事，自己提前躲到一边背过身去。至于别人在干什么，他连看都不看一眼，似乎别人跟他一点关系都没有。那是一种打心底里的回避。现在是躲在一边偷偷看人家，偷偷向别人学习，在寻找一种好的互动切入方式。因为他目前还不懂怎么切入，我们的课程会推动他去找切入方式，他自己也会去找。这不是教的，家长也不要教他，否则会落下像传统行为强化训练那样没有情感的、单单仪式性交往的毛病。"

有的家长为了帮助孩子交往，对别的孩子说："宝贝来，我给你糖吃，你跟我们宝宝玩吧。"这是家长在孩子还不具备交往能力时就操之过急地帮他切入，是不行的。这样做根本切入不进去，下次还得拿糖"贿赂"，不拿糖就不行。而且，别的孩子吃完糖，可能跟自家孩子玩一会儿觉得没意思就走了，反而让自家孩子内心受到冷落或伤害。只有等到孩子能力提升后自己能够找到切入方式了，即对别的孩子有吸引力了，他才能永远获得交往能力。

到了故意回避期，孩子可能觉得我想跟别人玩，别人也不理我，我得怎样做他们才能理我呢？孩子会想我得学一学。但由于他们特别爱面子，于是就偷学，表面上假装回避往边上躲。别的孩子要过去找他，他也一个人跑得远远的。随着课程的进步，他会发展到跟着别人后面跑，就是在别人旁边玩，耳朵却在听别人说什么，眼睛的余光也在看他们在干什么。这个时候的认知就是在社交欲望的驱动下发展出来的。他耳朵在听、余光在看，因为他不想老跟在别人后面，他想有实质性的交往，所以开始沉思，进入实质性的学习。他的思考能力正是前一段独处期间，靠他自己悟出来的。这是聪明孩子的敏感智慧的真实表现。

○ 偷学交往期

偷学交往期是孩子不太愿意跟别人正面交往，而在旁边、侧面、后面冷眼观看别人是怎么交往、玩耍的，然后自己悄悄地学。上了潜能自然回归课程之后，有的家长会说："贺老师说不让我们教，我们开始可担心了。后来发现真的不用教，孩子冷不丁就学会了一样本领，过两天他又学会了一样，真像贺老师说的那样。"这就是孩子的偷学交往期在起作用。

孩子其实是很爱面子的，不愿意正面学习。不要担心，当他的能力提升到一定程度，有了足够的自信之后，他自然而然会正面学习。这个时期，我们要尊重他去偷学，他甚至还会偷偷地练习，而不让家长看见。有时候，他把自己关在房间里，家长非要强行开门进去，这是不对的。我们要尊重他，可以喊他，问他能不能进来。当他不欢迎的时候或又把门关上的时候，家长就要退出来，说："哦，不要我们进去看。好吧，需要的时候叫我们啊。"给他一个空间，让他自我练习。当他认为自己已达到一定程度的时候，他才会表现出来。按照认知发展规律，孩子在这个阶段的偷学、演练，其实是在增加、丰富他的认知图式。这样宝贵的过程，千万不要被家长打断，或者出于善意去干扰。

所以，经常有家长跟我们说，孩子突然就学会了一样本领，如指认天上的鸟、飞机，指认地上的花、树、草，或者会用筷子了，过去怎么教他都教不会。这就是潜能自然回归课程四两拨千斤的效果。不然的话，孩子怎么才能加快步伐，怎么能够追赶正常儿童呢？他要追赶上自己的生理年龄所对应的心理年龄，逐渐达成一种匹配的状态。

自我（向外）突破篇
——走出"自闭"的标志

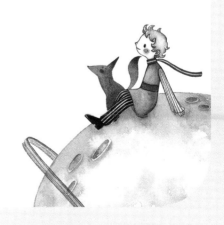

第七章　自我膨胀阶段

孩子刚刚经历了一个比较沉寂的阶段，到了自我膨胀阶段，他又开始变得活泼好动了。他会给家长找各种麻烦。这是好事，说明他的各方面能力发展起来了，一派波浪上升的态势。

○ 自我中心期

自我中心期的孩子让家长感到特别自私，以前自己的东西还不怎么护着，到这个时期什么都护着。他不要的一个破玩具，别的小朋友摸一下，他就要抢回来。处在自我中心期的孩子会表现得"我的是我的，你的也是我的，世界都是我的"。

这种以自我为中心的表现，最开始的萌芽是在无故哭闹期，只不过到了此时情况更加明显，孩子空前地以自我为中心。所以，家长说"让我吃一口吧"，孩子是绝对不会理你的。有些家长可能接受不了这种自私，但不要认为孩子是白眼狼。这是他自我认知的关键时期，要把他无形的自我意识从混沌中先分离出来，就得用有形的物质来满足，让他逐渐去感觉"我"对物质的需求和拥有，逐渐确认自己与世界的界限，慢慢地自我才能清晰起来，为建立自我安全感和后期的社交奠定良好的基础。

为什么孩子到了这个阶段突然变得自私了？传统教育都是让孩子不能自私，所以他就显不出本能的自私行为。虽然偶尔显得自私，但大部分时间他是不敢显现出自私的。到了这个时期，他时时处处都自私，这才是回归本我。如果一个人不自私，他可能就生存不下来。如果一个孩子觉得爸爸妈妈那么忙，自己就不哭了，他就不能让家长知道他饿了。如果他认为妈妈的奶水是血液变成的，不能吃了，那也会饿死的。从求生存的动物本性来说，孩子生下来就是非常自私的，不管家里有没有条件，孩子都是想哭就哭，想笑就笑，想闹就闹，想吃就吃。他一定要自己吃饱了，得活下来才行。

这完全符合弗洛伊德的本我理论，也符合马斯洛需求层次理论。只不过孩子小时候该自私的时候没能自私，错过了，现在亡羊补牢，处于自我疗愈通道，在"补课"而已。

所以家长要接受这种以自我为中心的表现，知道孩子这样才能形成自我意识。家长要做到既不阻拦，又欣赏他的自我觉醒的进步，可以说："哇！知道保护自己的东西了！""这个玩具是我们宝宝的，你们不能抢啊！"但也不鼓励他的自私行为，不能看见他会保护自己的东西了，就主动把他喜欢的东西全部给他，让他护着全部的东西，结果有可能导致孩子变成一个顽固的自私行为者。只要家长按照指导方向去配合，后面的阶段他自己就会加强这种自我中心，去发展更高的能力。

○ 占有欲期

占有欲期又分两个小阶梯，第一个是爆抢期，第二个是爆买期。看见任何人在玩东西，或者是有好看的、好吃的，只要他喜欢就会抢，这就是爆抢期。在教室里他也会抢别人的东西，抢了之后也不安分，又被别人抢回去。所以，他逐渐地就会发现买更好，买了是自己的，于是他发展到再高一个台阶——爆买期。到了爆买期，家长别心疼钱，因为一旦错过这个窗口期，孩子很多欲望都打不开，潜能激发可能就会卡在这里，那就因小失大了。另外，只要掌握好技巧，可以做到事半功倍。

占有欲期刚开始的表现就是抢东西，不管是谁的东西，也不管是在家里、地铁、公交、街上还是课堂上，孩子看见好玩的就抢。有时候，他自己手里拿着好玩的也去抢，抢来也不玩，就想占有。抢东西，特别是在课堂上抢东西，基本是孩子社交的萌芽。很多孩子就是从被抢到抢别人，再到两个人互不撒手，然后到一起玩或者轮流玩，最后能够一起合作玩，玩出不同的新花样。

当孩子进入爆抢期的时候，家长不要打压他，只要保证他的安全和别的孩子的安全就可以了。毕竟抢东西可能会导致两个孩子打起来。但这只是个安全问题，而不是品德问题。任何时候，安全大于一切，之后是康复大于一切。所以要先保证他的安全，嘴里可以说"不能抢"，但是不能说"抢别人东西不算好孩子"，否则就犯了大忌。这个时期，家长不能过度制止，可以说"哇，咱们不抢，是哥哥的"，但是不能说"抢别人的不文明"之类的话，也不能说"是哥哥的，不能抢"，也就是不能上升到品德层面。

家长嘴里一边说着，孩子一边去抢都没有关系。但比他大的孩子可能要打他的时候，家长就要护着他，防止被大孩子打着，并且帮助化解尴尬："弟弟喜欢哥哥，也喜欢哥哥的玩具。"然后赶紧柔和地把孩子抱到相对安全的地方，还要向着他小声说"真是的，都不给我们小弟弟玩一会儿"。他可能抢不到会使劲哭，家长不能喧宾夺主，更不能影响到孩子此时的情绪宣泄。

什么情况下可以用买代替抢呢？当孩子哭得太厉害了停不下来，甚至耽误了他吃饭、睡觉等基本活动时，家长就可以说："那妈妈看看有没有钱能给你买一个吧。"买的过程对孩子也是一种很好的康复。

当孩子进入爆买期，家长的应对技巧是，不要第一次就给他买一大堆玩具，也别一下给他买很贵的玩具。否则孩子可能会要更多或更贵的玩具，使他的欲望没有得到拉伸和利用，家长多花钱还起不到好的效果。玩具可以先从几块钱的买起，孩子会随着欲望和认知逐步升级对玩具的要求。他后面会买很贵的玩具，而且越来越贵。这是他为了表明自己的价值，看自己在爸爸妈妈心目中有多大的价值。如果家长觉得花钱太多，不给买了，那他就会认为"我是不重要的，在妈妈心目中钱才是最重要的"，从而影响他前进和成长的步伐。

有的家长会问："贺老师，那我能不能不给孩子买玩具呀？多省钱啊！而且还不会养成坏习惯。"请家长一定要明白，跟孩子一辈子的前程相比，他每天买点小玩具都是小钱。况且，从小就学会花钱，还会计划如何用较少的钱买到更多更好的东西，这有何不好呢？难道是坏毛病吗？一开始，不要带孩子去特别贵的地方买东西，周边小超市就可以，而且他也不会要特别贵的东西。

他的爆买期是一种占有欲的萌芽，因此刚开始买还不一定玩。家长可能觉得光买不玩是浪费，所以不给他继续买了。因为再贵的东西，只要孩子玩了，家长心里都能接受，但是买了不玩家长就觉得浪费。但是，如果永远不给他买，孩子就很有可能卡在这个阶段而止步不前了。如果现在给他买，随着潜能自然回归课程推动孩子继续进步，当他的占有欲得到一定程度的满足之后，他就会开始琢磨着怎么玩这些已经属于自己的玩具了，而且还会盘算着怎么才能拥有更多更好的新玩具。他会采取各种攻势编排家长去获得，智商和情商又得到进一步的发展。这是根据我们过往大量成功案例和经验统计出来的，而不是我们规定或教孩子什么时候"抢抢抢"，什么时候"买买买"。这是潜能自然回归课程进入康复转化轨道后自然呈现的进阶式效果，是统计归纳出来的阶段特征。到了一个阶段，他就开始完善某一部分，大脑随着这些阶梯一个区域、一个区域地完善。

极个别孩子刚进入爆买期的时候，还有可能买回来就扔在一旁不理了，但第二天出去还买，买了又扔了，第三天出去还买……家长就开始数落他："给你买了也不玩，不给你买了！"或者说："你要是玩昨天买的那个，我才给你买这个。"这也许就把孩子占有欲给压回去了，他也不买不玩了。从康复的角度来说，实际的损失非常大。

家长一定要了解，孩子要对玩具感兴趣才开始玩。他连兴趣都没有，即便将玩具拿在手里，他的眼睛也会看向别处，他玩也是为了应付家长。所以，这个时候他要买，就先满足他。家长会发现，同一个东西天天买，只不过颜色不同或者稍微有点小的变化。他会把这一系列的东西攒齐，甚至不是一个地方卖的，也能攒起来。这说明孩子脑子是清楚的，哪里有点差别都知道，逐渐地还能讲出其中的故事呢。所以，家长要支持他，表扬和肯定他善于发现、总结的优点，并以他的这个地方为基点来发展兴趣。爆买到一定程度，他得到自我满足之后，才开始对玩具感兴趣，开始摆弄着玩东西了，而且后期还会玩出不同的花样。家长们会随着课程的深入和孩子能力的提升，感觉到这个阶段没有一个玩具是白买的。

实际上，孩子能够辨认出某种系列玩具各个之间的微小差异，就说明他是在积累自己的认知图式。尔后，他又能够讲出各个有差异的部分的小故事，就是在丰富已有的认知图式。这个过程对于孩子下一步的认知发育极其重要。这正是聪明孩子和普通孩子之间的差异。

下面着重说一下手机。很多孤独症（及谱系）儿童都喜欢玩手机，一些孩子到了这个阶段加一个"更"字。大部分孩子都是情况有了好转之后才开始玩的，也有一些是家长主动给他们玩的，觉得孩子玩了手机比较好带，就安静了。

最好不让孩子玩手机。电视比手机强一些。可能是过去刚有电视的时候，人们太过于关注电视对孩子眼睛的影响，而大力宣传不能看电视。后来，手机和平板电脑相继问世，大家对新生事物的关注不一样，或者还没有研究说总看手机不好，所以有些家长认为看电视不好看手机好。看电视是不太好，但是玩手机比看电视更不好，所以宁可看电视，也不能玩手机。现在，家里通常有三种东西：一种是电视，一种是平板电脑，一种是手机。相比之下，电视比平板电脑好，平板电脑比手机好。为什么？因为手机是个很聚焦的小屏幕。这个聚焦就会让孩子太专注了。过早专注在一个很小的世界里，其他专注都没有了，孩子容易忽略周围的环境及环境里的人和事物。我们是生活在现实世界里的，而不是在虚拟世界中。这种对虚拟世界的专注力，在生活当中不能占据太多时间，否则这种专注会成瘾。一旦成瘾将会影响孩子与环境的互动和交往，更不利于孩子康复回归的效果。所以，最好少玩或暂时不玩手机。

有些家长反馈，把手机里的游戏卸载了，没想到孩子竟然会下载自己喜欢的游戏，还玩得很高兴呢！他玩腻了，还会再下载新的游戏。我们这里年龄最小的一个学会玩手机的孩子只有 2 岁 2 个月（1 岁 10 个月来我们这里康复，当时无语言、无认知）。这让家长感到非常意外，来问贺老师是怎么回事，不相信孩子会玩手机。贺老师让妈妈注意观察，她发现孩子果真具备了下载游戏的能力。

需要说明的是，家长想阻止孩子玩手机时，不能生硬地抢走孩子的手机，最好告诉孩子手机没电了或者坏了，需要联系厂家寄回去修一修。家长这个时候要少充点电，有的孩子还会自己找充电器，所以也可以把充电器悄悄藏起来，在外面的时候就告诉他没有带充电器。家长最好也不要玩手机。正常情况下，在这个阶段，孩子开始对外界感兴趣了，但是一些孩子手机玩上瘾了，可能就不会关注外面的世界了，那么就会影响他下一步的康复。

○ 认知多动期

康复提升到认知多动期的孩子到底会多动到什么程度呢？一刻也不停！孩子活动量陡然上升，东摸一下西摸一下，总是在有意识地、不断地触摸和探索中，但又不会具体的方法，所以这种多动称作"认知多动"。它截然不同于一些问题行为表现出的多动，所以家长不必担心。家长总想抓住孩子按住他不动，可孩子此时坐一会儿都不行，家长也焦虑得不行："前面进步挺大的，认知理解也提升了很多，可是到了这个时候他又不讲理了，说什么都停不下来，怎么又开始多动了？是不是后退了？"贺老师却会喜形于色地告诉家长："恭喜，宝贝又进一步！你没有看我发的关于孩子康复转化过程中的阶段性成长表吗？怎么每次孩子的进步都会让你惊慌失措呢？你是希望孩子进步呢，还是喜欢维持原状呢？是习惯了孩子的那些问题行为而不习惯改变的过程吗？从今天起，你必须多对照对照孩子成长的具体表现，以免出现没有必要的焦虑，才是对孩子最大的帮助啊！"

这个时期还要继续满足孩子的占有欲，能加快多动期的进程。孩子会比前面还多动，是那种让家长接受不了的一刻也不停的好动。如果家长不理解，不好好配合，就很有可能压制这个非常重要的阶梯，阻碍孩子各方面的能力在这个时期迅速萌芽和继续完善。

认知多动期还是自我膨胀的一个初级阶段，孩子上升到这个阶段的时候就会显得非常多动。一天 24 小时，除了睡觉，他都在不停地碰各种东西，不停地跑，不停地喊，给人的感觉好像是一只无头苍蝇。

但这个多动期和没有参加我们课程的那种漫无目的的多动是不一样的。

这是康复转化进入潜能自然回归通道的多动现象，孩子对任何事物都很感兴趣。他感到这也新鲜，那也好奇，但是由于他的兴趣时间还很短暂，专注力还没有固定在一件事物上，随时都会产生新的想法，所以他会跑来跑去、动来动去、喊来喊去，显得像多动症一样。在我们课程的康复过程当中，孩子都必须经历（才不会停留）这么一个多动的过程。

这个过程与前面的大脑修复阶段的布朗多动期不同。那时，孩子只是好奇地到处摸摸、碰碰，多动浮在表面上，因为他还没有思维能力。在现在的多动中，孩子已经能够创造出家长想不到的各种方法，做出家长想不到的一些行为结果。孩子已经具有一定深度思维能力了！如果这个阶段能够让他通畅地完善了，那么他以后这种看似漫无目的、多动的行为才有可能逐渐减退，直至消失，并上升到新的认知高度。

建议我们的教育者和家长此时不要呵斥、批评孩子，只有在他有危险的时候，再去制止他。制止也不是呵斥，而是用行动把他控制起来，也就是说去拉他的手或者把他抱离，让他不要去触碰危险，迅速脱离危险的现场，而且要避免把孩子吓着。其他的时候，他就是要"上天"，我们也要支持。

保证家里的东西不能有危险的尖角，不能敞开没有护栏的窗户。我们建议家长把家门反锁，钥匙收起来，因为不要以为他过去没有这些思维就可以放松警惕，他正在康复的过程当中，这些思维说不定哪一天就开始有了。而家长知道他有了这些思维的时候，往往是他已经行动的时候，况且走丢或出危险的孤独症（及谱系）儿童不在少数，所以一定要引起重视，保证他的安全，让他顺畅地完善认知多动期。等他的认知提升到一定高度，有了安全意识之后，情况就会好得多了。

孩子这种多动要消耗很多的体力，会激发他很多的思维，所以营养方面要满足他。为了补充能量，他可能要吃零食，所以零食是要保证的，尤其带糖分的食物相当重要。不要过分担心孩子会吃坏牙齿，因为大脑功能的拓展需要一定的糖分，而这对于孤独症（及谱系）儿童来讲更加重要，所以家长首先应该保证孩子康复转化所需要的能量。

但吃零食不是随时都要满足的，饭前一小时内要把零食藏起来，最好不要吃，以免影响正餐饮食。因为孩子的消耗是比较大的，需要相对大量能量的补充。其他时候不要控制他吃零食，有利于帮助孩子完善他的认知多动期。

认知多动期的另一层重要意义是：在他多动的过程当中，孩子释放了很多过去肌肉记忆形成的负性情绪，同时还完善了整体肌肉群的协调状态，达到他身体的协调能力和完成他的本体觉。本体觉不完善，而只教他提高认知的话，这个孩子长大了，他可能理性上知道该怎么做，但他就是做不出来，甚至会做出相反的行为。有的经过传统行为强化训练的孩子会有一边打人一边说着"不能打人"、一边摔杯子一边说"不能摔杯子"等口不对心的行为。他将来可能会且只会当个"评论家"，却不会当个"建设的参与者"。而我们的社会不单要评论，更重要的是去参与、去建设，所以我们要支持孩子在这个时期的完善。

还有一个重要的问题，即在孩子多动的过程当中，不要去阻止他在很短的时间内接触更多的事物，不要说"啊，你怎么这里摸摸那里碰碰的"。这种自己去探知世界的效果要远远强于我们专门用各种教具去训练他们的触感。很多传统行为强化训练的方法都是孩子想去探知了解的东西不让孩子碰，反而让孩子去触碰那些老师给的、孩子不感兴趣的东西，这是本末倒置的。主动与被动完全是两种不同的效果，主动去探索性地触碰，孩子从前庭觉到思维记忆都是敞开的、是通的，而要求他们被动触碰，对于孩子是被动的，整个大脑的接收系统是不启动的、关闭的。认知多动期可以理解为，孩子在释放过去肌肉记忆形成的负性情绪的同时，打通建立起新的各个感官信息的支线通路，有助于建立多维度的认知和记忆，缩短整体康复周期。

这个阶段保证了孩子跟周边的环境在单位时间内较高接触的频次需求。这种频率保证有助于加快他的康复步伐，去追赶同龄孩子的认知和心理年龄。

○ 认知暴走期

认知暴走期是孩子在不满足认知多动期行为探索的局限下，又一个上升的、"走出去"观察更多的人和事的行为表现。在认知暴走期，孩子能捕捉到远远超过过去所获得的新鲜事物和大量信息。因此我们说，认知暴走期不在于走，主要在于打开眼界观察认知世界。认知暴走前期，一部分孩子会让家长抱着或背着走，特别是有很多年龄偏小的孩子在这个时期都是家长抱着走，指挥家长往哪里走，用家长的腿来帮助他们打开认知世界的小窗口。

抱到一定的时候，他就觉得家长太碍事了，不能完全按自己的意思行事，所以他索性自己下来走。这个时候，家长也要特别注意孩子的安全。孤独症（及谱系）儿童，特别是那种终生干预的孩子走丢的或出安全事故的概率相当高。因此，在认知暴走期，家长要引以为戒，保护好孩子的安全，等待孩子安全意识和认知能力都上来，才能放松那根紧绷的弦。

认知暴走期最大的标志是，孩子出门之后不愿回家，走到晚上困得不行了也不回来，而且天天惦记要出门。有的孩子还会很过分地走到半夜，直到他睡着了。年龄小的孩子走累了，就得妈妈抱。抱着抱着，他就睡着了，妈妈悄悄地掉头往回走，他马上就发现了，接着开始哇哇大哭。妈妈又朝离家远的地方走，他又睡着了，再掉头，他又哭了，就是不愿意回家。这就是典型的认知暴走期的表现。所以，认知暴走期也是家长最难熬的一个阶段。每个家长都苦不堪言，但熬过去了都会喜笑颜开，因为孩子的认知能力一下就拓展了很多，有突飞猛进的感觉，有时甚至让家长都感到惊讶！

但个别家长怎么也不听解释和劝阻，坚持说："贺老师，我实在熬不过去了，让我稍微歇一歇吧。实在走不动了，我都快要崩溃了。"但如果孩子在这个阶段不能得到充分的满足，暴走就会渐渐减弱甚至停止，前面上升的能力还非常不稳定，可能会退化。等家长觉得孩子老实了，又送回来上课。孩子过一阵又开始暴走，这样就可能进入拉锯战而耽误转化。

我们这里曾经有一个孩子因为家长累得不行而"半途而废"，结果他来回经历了三次认知暴走期，才磕磕绊绊地上升到了更高的阶段。这很耽误孩子的康复转化。这个时期，孩子的体力与精力充沛（旺盛）期相似，特别好，怎么走都不觉得累。如果不让孩子走满足了，他的思维是打不开的。后来，这个孩子能说会道的时候，家长就主动地跟大家分享经验："买买买的时候就要舍得花钱，暴走的时候就要舍得鞋，跟孩子的一辈子相比，这些都不算什么。"

暴走不在于走。个别家长理解错了，当发现孩子处在认知暴走期，就把他带到各个街区或郊区去走。一下课，家长领着孩子"暴走去"，一走走了3个月也没见大的进展。贺老师就多次和家长找原因，家长说就是按贺老师吩咐的方法暴走的，没有阻碍孩子，而且经常大半夜在郊外还不回家，说进步也挺大的，还知道指挥家长开车在哪里上高速、拐弯等。贺老师就要求家长拍一段小视频，后来终于发现，原来家长为了支持孩子暴走，就天天开车把孩子带到郊区各个小城镇去玩。这样做确实也能满足孩子的一些新鲜感和求知欲，但这只是一种"空降式"暴走，是不由自己的意志决定的暴走方式，孩子没有主动权，也没有摸索、探索的过程。要知道，孩子此暴走非彼暴走。暴走是在于他自己愿意走哪条路就走哪条路，愿意怎么走就怎么走，愿意快就快，愿意慢就慢，愿意停就停，总之孩子愿意干什么就干什么。这个时期是发展孩子自主意识和认知能力的重要时期，不能控制他、支配他、带着他走。家长开车的时候，孩子脑子就可能是空白的或者只有断断续续的关注和记忆，就没有认知到这沿途的风景和感兴趣的东西，那他的思维逻辑性就会很差或很难建立起来，拖累了康复的进度。

孩子处于认知暴走期的时候，大人觉得特别无聊的事，他却兴奋得不得了。他看见路上一片树叶就能看半天，看一只蚂蚁也看半天，这都是他打开"天窗"认知世界的一种新奇的表现。此时，家长要耐着性子变无聊为有趣地陪伴孩子拓宽视野，欣赏他那种特别有趣、特别兴奋的发现和探索的状态。过去，他不关注任何外界的东西，只关注自己喜欢的几样。现在，他突然发现外面的世界很精彩，即便是一只蚂蚁也觉得怎么会那么神奇，怎么会头是圆的、身体是黑的，怎么那样的脚会走路……他会思考各种各样的问题。所以，家长陪伴和支持孩子去发现、探索、认知世界是本阶段的重要任务。

安全仍然是这个时期的重要前提。因为孩子刚打开与外界连接的窗口，对于外界的感官注意力及认知不是那么完善，很多危险还无法发现、无法判断。那些高功能或者多动的孩子，哪儿有危险往哪儿跑。另外，因为他猛然打开认知世界的窗口，他觉得这只蝴蝶好漂亮，觉得这只狗好可爱，他就有可能追着走。他也开始认知细节了。家长随时都得注意，他说不定哪天就开始追着目标跑了，所以随时都要关注他，眼睛不能离开他。等到认知暴走中后期，很多孩子可能就有了安全意识，他会关注家长追没追上来。不过，家长要做好随时追上去的准备，为孩子发展胆量和自信心打好基础。

有一位家长带着经过传统行为强化训练的30多岁的儿子，去国外走了一圈，回来后在传统训练方法的圈子里着实轰动，因为这个孩子能听家长的话，没走丢、没惹事，全须全尾地回来了。对于多年来接受传统训练的孩子，这已经是奇迹了，因为他们大多不敢出门，出门就时刻精神紧张，而且这么大的孩子很难做到不闯祸、不走丢的。国外报道，英国一对65岁的夫妇因为疫情隔离，非常担心留在家里的孤独症（及谱系）孩子。英国的康复条件还是比较好的，但采用的也是那种传统的行为强化训练方式，收效甚微。

所以，孩子没定性的时候，一定要选择适合的方式，让他的潜能得到激发，进入潜能自然康复转化的轨道。否则，他就会陷入终生训练中，无法进步。而且，带这种孩子出门旅游也没有实际意义，孩子根本就看不了世界，注意力都不在那儿。那个孩子回来能描述途中的风景吗？能讲述一些所见所闻的趣事吗？答案当然是否定的。因此，他需要家长的终生陪护，否则就不安全。与此相比，在潜能自然回归课程阶段性成长中，孩子只需要在这一段时间被家长特意注意安全问题。只要平稳度过这段时间（平均两到三年），孩子在结束课程前期，多半就能正常生活和学习了。他会帮家长看东西，还会关注妈妈，如果走错路了，孩子还会帮家长认路，建议怎么走才是对的。

○ 超越刻板期

认知暴走期对解决孩子刻板问题是有很大作用的，但不能人为地去打破孩子的刻板，否则会越来越严重，因为孩子还没有康复到一定程度的时候，会固守他已有的刻板，才能感受到安全感。一旦生硬地去打破，会让孩子感到很恐惧，感到更加不安全。只要让孩子通过行为感受获得了安全感，到了后期孩子的行为刻板才会得到缓解，这就是超越刻板期。除了行为刻板，孩子还要解决语言刻板的问题，它成为这个时期的一个重要课题。

实际上，随着认知多动期、认知暴走期的接连到来，孩子过去的刻板行为都会表现出来。这些行为刻板的表现正是康复转化的切入点，如果不表现出来，事情就会变得很麻烦，孩子就可能需要终生训练了。很多刻板行为即便不表现出来，并不代表它们不存在，而是在孩子心里一点一点涌出。为什么会这样？因为孩子害怕，他怕别人纠正他，越纠正，他越不敢往外集中地表现，只能在克制的情况下慢慢地表现出来，这样就降低了刻板行为的强度，而且拉长了时间。传统行为强化训练极大地约束了孩子的行为改变，因此导致需要终生干预。孩子的刻板就老固定执着在某个动作上，好不容易花3年纠正了一个动作，下一个刻板动作又冒出来了。所以，刻板行为全都表现出来反而是好的，潜能自然回归课程可以进行修正。此时此刻，孩子的这些刻板行为不能纠正，也不需要纠正，孩子表现的过程就是自己在纠正。这正是潜能自然回归课程在孩子身上产生的积极、正面的效果。

传统行为强化训练在世界范围都几乎没有真正把刻板行为纠正过来。下了大功夫去纠正，反而会耽误孩子各方面能力的提升和转化。对于接受了潜能自然回归教育转化的孩子，在此阶段关于语言刻板或行为刻板、重复语言等问题的最好办法是暂时满足他。比如，孩子老说猪八戒怎么样，家长也说"哦，猪八戒是那样的啊"。而且，他每次都像第一次说一样，家长就每次都跟第一次听似的。有时候，他会重复问家长同一个问题，家长每次都要回答，但不能他问100遍，答100遍，可以只有70次左右是回答他，其他30次也跟着他附和性地问一问。因为他其实并不需要答案，他心里早就有了自己的标准答案了，只是想确认一下家长是否和他的想法一样，或者看看大人是否认同他的观点而已。最初，他问10遍，家长只答7遍，问到后来只答3遍、2遍的时候，他也不会再问那么多遍了。这就说明他的语言刻板在自动减轻。

再次强调，孩子有时候问问题并不是他真不知道答案，而是在印证自己知道的答案。他也许是在考家长，也可能是在标榜自己的观点才是正确的，还有可能是想看看家长在不在意他平常说的话等。值得注意的是，家长越装作没听见，孩子越刻板、固执，越翻来覆去地问，没完没了。也许大人偶尔装作没听见，孩子好像就不说了，家长以为不理他发生效果了。但这可能是他觉得都不理我，太没有意思了，不愿意再说了，心里憋着委屈，备受打击。这种表面平静不代表内心的舒坦，因为他的刻板行为并没有得到释放和修复，他会积攒到终于憋不住的时候爆发，而且会变本加厉地说个没完。如果这时家长再次采用不理睬的应对方式，他又觉得没有意思了，又不说了。接着，他再次爆发，就这样循环往复，也就只能接受终生训练了。这样不可怕吗？如果我们的课程能让孩子把那些刻板行为都表现出来，他说一句话家长就跟他说，等他把这个时期一点一点完善之后，就把他组织语言的能力也完善了，心里想说的话都能用完整、正确的方式表达出来了。我们的课程会推动孩子一个一个去完善，想说的话一句一句冒出来。把说话环节都完善了，他自己就会觉得反复说或问同一句话没有意义了，还不如自己多玩一会儿呢。因为我们的课程拓展了他的兴趣，老说同样的话他也会觉得太无聊了，会去找有意思的事情做。不是家长不准他说也不是不理他，而是让他自己觉得有更好的事情要做。所以，用他内心所产生的一个新的、好的发现，代替一个旧的、不好的行为习惯。不是天天盯着纠正他，让孩子内心纠结且无法自拔。

潜能自然回归法正是频频使用妙招，在孩子内心激发出新的兴趣行为，来满足内心的好奇，或者盖过孩子原有的刻板行为可能带给他的亢奋。这种设计理念正符合了阳明心学的心即理的哲学思想。通过不断地启发孩子内心的良知和潜能，战胜外界干扰加上内心敏感带给孩子的极度困扰。这也是潜能自然回归法能够一步一步取得教育转化孤独症（及谱系）儿童的可喜成果，胜出传统行为强化训练的各类方法只重视皮毛表层的高明之处，是智慧之光！

○ 突破暴力期

超越刻板期之后就是突破暴力期。孩子以前就可能有打人、掐人的行为，但没有那么明显，突破暴力期打人、掐人空前地突出，而且是故意的。家长要趁孩子睡着的时候把他指甲悄悄地剪一剪、磨一磨——剪了不磨，指甲还是会比较锋利。家长没经过专业训练，孩子抓人又是不可避免的，家长不会躲，抓别人的时候家长也不知道如何保护，所以尽量降低孩子指甲的锋利度，减少伤害。我们给新老师入职上的第一课就是安全，不仅要培训还要模拟演练。例如，对于感统失调的孩子、没有危险意识的孩子，是要注意如何保护这个孩子，对于处于突破暴力期的孩子，是要如何保护这个孩子和其他孩子。

而且，突破暴力期是分级层的。由于这些孩子成长过程的特殊性，由于别人的不理解和自己无法表达出来，还由于很多孩子曾经常年被强制性地训练，训练的每项内容都与自己的意愿相反，他们内心的负性情绪非常严重，内心积压了很多负面的能量。虽然认知暴走期是一个较好的释放过程，但这种释放往往是不够的，他还需要更大更深的释放。如果不让他释放，让他憋在心里，压力是会在一定的时候找出口的，孩子时不时或者长大了就有可能做很多极端的事情。实施校园暴力还有虐待动物的人，很多都是小时候在成长过程中积攒的负性能量没有得到有效的释放，长期积压而成的。所以，与其让他到时候自己找出口，不如在原始阶段让他自己捅破了，借此机会好好地康复修补，且不留"伤疤"——痕迹。

突破暴力期一般分为四个阶段：

1）原始暴力期：孩子的表现主要是对他人抓、掐、拧、揪头发等；

2）中级暴力期：孩子的表现主要是用手或拳头打别人；

3）高级暴力期：孩子的表现主要是扔东西打人，使用工具能够打到距离远的或者追跑不过的对手；

4）超级暴力期（语言暴力期）：孩子的表现主要是用语言去骂人、挖苦、起绰号等，也就是不用动手就能够让对方感到自己的威力，不用武力就能够制服对手，即所谓的诛心。有的人上学以后会给班上的同学起外号，这种外号大都很低俗，给他人造成了不小的伤害。但由于起外号的人往往比较强势，有时事情就会上升到校园暴力。这也和超级暴力期的残留不无关系。

暴力发展的四个阶段就好像人类进化的发展过程：原始人一开始是直接

赤膊上阵去打野兽，后来发现自己的伤亡太重，于是便用石头去砸野兽——暴力手段逐渐升级。

孩子康复提升到这个时期是一件不容易的事情，因此不管他是进入到直接打人还是扔东西砸人的时候，都不要批评他。如果他打了或者扔东西砸了人，家长总是没有反应、不理他也不行，他会觉得大人一点都不识逗，太没意思了！降低了孩子释放暴力的情趣。以上两种情况都很有可能会把刚刚冒头的暴力倾向压回去，阻碍孩子的康复深度和速度。家长要喜悦地对孩子说："这是谁呀，这是你干的呀，开始打人了。"最忌讳批评他，否则他就会感觉大家都不喜欢他，或者觉得太不理解他了。要想让他扔得很有效果，大家就得有夸大的反应，偶尔假装发现了："啊，这是个什么东西啊？"他越觉得开心，就越往家长那儿扔。当他开开心心地扔到一定时候，满足了，他就不扔了，可能就会去完善另一个方面了。我们需要他转化的是，通过最初发狠地扔，技巧地让他转化成一种游戏，将他软化，逐渐达到让他既能够扔东西发泄，又不伤人，同时释放了这部分的压力。不要觉得他这么下去怎么办，长大了会不会伤人？恰恰相反，如果这个时候不让他充分释放，长大了不堪设想，他有可能会时不常、冷不丁地控制不了积压的情绪，而突然歇斯底里地爆发出来，让不了解他的人感到很怪异，自然就会被社会边缘化或者淘汰了。因此，潜能自然回归课程会循序渐进地引导孩子，同时提升家长在此时期的陪伴技巧，让孩子深层的负性压力不留痕迹地彻底释放出来，即使在今后生活和人际交往过程中产生了新的负性情绪，也能学会通过一种缓和的方式去及时释放压力，缓解情绪。

同时家长还要认识到，孩子打人是一种特殊的交往方式。有句话叫不打不相识，孩子打打闹闹是天性，这个时期是因为他不会交往，他想学会交往，就像人类社会发展到现在，中间会有很多的错误行为，孩子也会通过试错学习来成长。这也是一个磨合的过程，学习交往、磨合交往。

到了超级暴力期，孩子就会骂人。他一骂人，有的家长就着急地问："贺老师，孩子前面进步那么大，感觉最近又退步了，他怎么开始骂人了？"贺老师会重新解释一遍："骂人是语言暴力，属于超级暴力期。超级暴力期比高级暴力期更进一步，说白了，孩子已经发展到不用'子弹'，就凭三寸不烂之舌便能把敌人降伏的高度了。"过了超级暴力期，他就可以不骂人，仅用三寸不烂之舌把对方制服，甚至让对方心服口服。但必须经历这些过程，不经历，他就会缺失。因为他已经通过前面的暴力阶段释放了很多，但嘴还比较"笨"，说不过的时候就只能骂人。有些人到了老年也有这种现象。两个比较亲近的老人在接触中为了表达亲近，由于词汇、表达方式都随着记忆的退化已经比较贫乏了，就只能用"骂人"来表达与表面词句相反的、深刻的情感。真是不打不骂不亲近！老小孩儿现象。

家里老人可能接受不了孩子骂人，觉得孩子怎么学坏了呢？但如果没经过超级暴力期，孩子就总会有一点缺陷。举个例子，也许每个人的生活中，在班级或者单位总有一个受气包，经常被一个特别不讲理的人骂，连大家都觉得太过分了，可他就是逆来顺受不还嘴。他为什么不还嘴呢？因为小时候不会骂人，长大了不会讲道理，不会把自己有理的事说出来。小时候一定要会骂人，长大了不一定要骂人，但是对不合理的事，至少知道怎么反驳，可以提前遏制对方的欺负行为。所以，这个阶段不完善就缺这么一点，对他的人生也是一个不可避免的缺陷。由此看来，此时的骂人和讲道理都需要，这也是融入社会群体的一项技能，也会锻炼出更高的语言组织能力。

成长到这个时期的孩子很有可能会开始打家长，请家长做好充分的挨打准备。那么，家长具体应该怎么做呢？首先，我们要避免跟孩子讲大道理，试图让孩子讲文明懂礼貌，更不能用威胁的方式吓到孩子，也不能不理睬而冷落孩子。这三种制止孩子出现不良行为的方法，都有可能让孩子卡在这里停滞不前了，这个阶梯就上不去了。但也不是单纯挨孩子的打那么简单。这里面有很多技巧，如孩子要打人不能简单粗暴地拦着，但是家长也不要守株待兔般在原地等着挨打。他打家长可以躲，要边开玩笑边躲："哎呀，要打人了，赶紧的，我要跑了。"跟与他玩游戏一样，你追我赶，他就会更加开心地追着打。追着追着，家长就要注意了，要稍微让他一下，假装没跑过他，因为他目前还没有胆量和信心赶上来打。别一次都不让他打着，他会觉得自己太没用了，太失落了。可如果老让他打着，他也觉得怪没意思的，打完了之后担心妈妈疼，还心里自责，也不好。所以，尽量不让他打着，但偶尔还得让他打一下，掌握好次数。打完，家长还要夸张地表演似的假装疼的样子，但要笑着说："哎哟，好疼啊，赶紧给吹吹吧！呼呼呼……"家长要"哎哟"叫疼，让孩子感到自己有某种能力，但又不要装得太疼，使孩子增加内疚感。家长要和孩子一起"呼呼呼"地吹，给孩子一个恰当的机会，让他感到能分担妈妈的疼痛，并且又一次展现了自己的能力，降低了内疚感。这一套动作下来，传递给他的是家长认为他在开玩笑，他觉得自己能发泄还能让家长高兴，他也一笑一乐，就把这种暴力转化成一个打闹游戏了，和家人的关系更近了。

从我们多年的经验来看，孩子上升到超级暴力期是家长最不能忍受的，觉得打人也就罢了，居然还骂人，多不文明啊！万一以后养成骂人的坏毛病可怎么办？同样的道理，当一个人有能力做得更好，能得到大家的赞赏时，他是绝对不会骂脏话的，觉得太丢面子了，太破坏自己形象了。人的本能之一就是不断提升自己。而潜能转化课程就是推动孩子逐渐成长、提升，达到正常孩子的能力，能用更好的方式去掌控周边环境、希望得到大家认可的时候，他就会觉得骂人的方式太不文明了、太幼稚了。这时的孩子由于语言组织能力的提高，就会逐渐放弃骂人，而用戏谑、讥讽、数落的方式来达到他同样的目的。此时，家长还有必要担心吗？

◎ 制高点期

突破暴力期之后就进入制高点期。什么叫制高点？哪里高往哪里爬，哪里危险往哪里站，就标志着制高点期的到来。这一时期和认知多动期密不可分，属于自我膨胀阶段里比较靠后的一个时期、比较高级的一种能力。这个时期往往是暴力期的持续升温才能达到的高度。在暴力期中，孩子通过各种暴力去释放，也提升了自己的胆量和自信心。

制高点期非常重要，我们既要保证孩子的安全，还要满足他登高趋险的各种危险行为。皇帝的椅子就比别人高，就是要找到"天下第一"的感觉。为了体验骨子里这种感觉，孩子在最高点指挥全家为他干这干那，而且还挑三拣四的，以标榜"我是至高无上的"。这种自信不是训练出来的。全国每年寒暑假都有自信班。结果怎么样？参加了自信班的人回家后第一个月比较自信，过了两三个月又变得不自信了。训练出来的东西都是表面的东西，只有他自己的能力能够掌控自己的身体，占领了制高点，他才能找到那种自信的真实感。

当他有一种自信的体验时，他就获得了一种自信的能力。不是说为了给孩子创造制高点，我们就把他抱上去，而是要他的能力上升成长到内心抑制不住地想去攀登高峰，逐渐才能达到这种必须占领制高点的程度。我们教育者或监护人，一定要负责保证他的安全。这个时候不要把住或者招住他的腰，家长一定要站在孩子的后方，但是双手不能扶着他，而是随时准备在他倒下来时接住他。如果扶着他，会影响他掌控身体的能力和体验。当孩子倾斜到几乎30度的时候，家长就及时接住他，给予保护，不让孩子摔下来。孩子虽然可能被吓了一跳，但没有摔下来。这样做既让孩子感到了被保护，又使得他增加了安全意识，并且逐渐提高他自己掌控平衡的能力。如果没有这个过程，以后孩子长大了在学校或外面爬高，没有人能跟着保护他了，他可能会没有任何防备地摔下来，那就太危险了！只有孩子能够估算和掌控身体，独立安全地爬上去，才是他逐渐真正掌握了能力，他的本体觉才能得到完善，这种自信才能油然而生。

以前的小学生，春游、秋游都有机会爬山、登高，一是陶冶情操，二是培养锻炼孩子登高和自我保护的能力。班主任给孩子分成小组，指定责任心强的同学负责。每次郊游回来，孩子们都很齐心，因为他们体验到了小组合作成功的刺激。可真佩服那时的班主任啊！

孩子上升到了制高点期，状态是不一样的，见了高的地方忍不住想去攀爬，就相当于刚学骑自行车时一样的感觉。他上去了觉得很自信，再在上面指挥这个指挥那个，呼奴使婢，"老师帮我""妈妈给我拿这个""爸爸你给我拿那个""不是这个，是那个"……所有人被他指挥得团团转，而且大家还不能抱怨，跟唱戏一样，他说什么都得唱着说"好嘞"，然后给他去拿。孩子会感觉非常开心，然后"天下第一"的体验就出来了，建立起自信。方法看似有点偏激，不过对待特殊的孩子，要转化他也得有特殊的办法才行。

制高点期需要特别注意的是，家里的窗户要像我们教室里的一样，安上坚固的护栏。因为孩子在这个时期喜欢专门爬高到最危险的地方寻找刺激和掌控感，他虽然已经有了一些危险意识，但是对危险程度的估算还不是特别准确。我们的老师是受过专业训练的，而家长有可能会被他吓得心惊胆战，会不由自主地阻止孩子爬高。但这就可能阻碍了孩子制高点期的完善，耽误转化时间周期。这个时候要做的重中之重的事情是保证他的安全！在家里，爸爸的任务就重了。孩子爬高，爸爸在下面接着，以防万一没站稳而摔着。而且，这样做也可以让孩子感觉到自己是受保护的，自己是很重要的人。随着制高点期的推移，孩子的安全意识会逐渐上升，而且还能够爬得更利索，动作非常灵巧。

曾经有一个孩子能够攀爬直立的格子柜，一个一个地上到四层的顶上跑来跑去。有个家长第一次来，看到他吓得惊叫，但孩子不仅没事，还很得意呢——那种掌控感油然而生！

不过，制高点前期要保证孩子的安全，因为能力提升有一个过程。家长具体要怎么做呢？家长不能怕他爬高，把柜子都撤了，把桌子也换成最低的，这样的话他就完成不了制高点期。那么，他的自信心要达到正常儿童，就会变得困难了。

孩子这个时候要比正常儿童爬得高，显示出自己的威力。家长在保证安全的情况下要支持他，不是嘴上说"你去爬吧，你去爬吧"。这种制高点期是孩子在我们的课程达到一定效果的时候，他自我产生的一种要爬高的能力和欲望，是一种自我控制的行为。所以，让他自我发展到这一步才有效果。而家长把他抱到最高的地方是没有效果的，反而会让他觉得恐惧，会觉得被家长指使、控制，觉得不自由。他的自信心也会受到伤害和打击，觉得自己无能。所以，家长这样做只会适得其反。家长不能怂恿他爬制高点，而是当他自己产生了爬的欲望时，家长要在旁边做好防护。因为他刚开始爬制高点的时候，身体的平衡、本体觉还没有达到，家长要以防万一。慢慢地，家长会发现他的平衡感增强了，本以为他站不住，他却站得非常稳，甚至在靠墙沙发的背上也能跑来跑去、跳来跳去，几乎不会摔下去。偶尔要摔，他也会非常灵巧地用身体的平衡、协调来化解这种危险，他会逐渐有能力救助自己，不会让自己摔倒。

但在他还没有完全获得这种能力之前，一定要做好一切防范。这种防范不是嘴上说"小心"，更不能说"你别去"，而是说"我们注意一点啊"或者"小心一点啊"之类的话（该保护还要保护）。要让孩子感觉到是善意的提醒，而不是对他实施控制。这两个提醒好像没有多大的差别，但对于孤独症（及谱系）的孩子来讲，由于他非常敏感，所以对两句话的分辨率是非常高的。他会分辨你是控制我、不相信我，还是善意提醒。所以，我们这个时候往往要一边嘴上说着注意一点，一边将两臂张开像翅膀一样，准备保护他。再次强调，不要扶着他来保护。当家长扶着他，对他有限制、有控制的时候，孩子也会觉得施展不开，而且他刚刚有一点胆量又给他压回去了，觉得自己在受控制，就不自己努力了。所以，家长要像老母鸡的翅膀一样张着双臂，时刻准备去保护他，让孩子感受到这份被保护的温暖，而且一旦他要摔了，就能够快速地护着他，这叫恰到好处的保护！

我们给老师和家长培训的时候强调，最佳的保护姿势是30度，也就是当他要站还没站稳要往下倒的时候，差不多身体倾斜接近30度的时候，家长要接住他，这是恰到好处。30度对他非常重要。如果他协调性的平衡力还没有建立起来的话，他刚一要摔你就把他扶住，那他就没有总结经验、吸取教训的机会，所以他就培养不出这种能力。这30度往往是当他刚开始对危险产生一种意识，其实也就是微微地吓了一跳的时候，他就会产生恰到好处的恐惧。人是具备本能的，会迅速启动自我保护的应急机制。过度的恐惧会使人大脑一片空白，反而不会总结和吸取教训。而微微的恐惧能够让孩子比较快速地吸取教训，来掌握身体的平衡，总结刚才是怎样歪下去的和摔倒的，下一次要怎么掌握好自己的平衡等。这样让他小小地吓一跳，又让他能够总结和吸取教训，是收益最大化。这样到了后面的阶段，家长会逐渐发现他的平衡度非常高，协调性也非常好。

另外，爬高是人类的本能，不会爬高、不想着爬高的孩子是一种本能的缺失。为什么这么讲呢？因为我们的祖先是树居动物，虽然我们已经下树生活几百万年了，但这种本能还残留在我们的潜意识里。据一位小时候有孤独症（及谱系）倾向的教授回忆，少年时期正赶上学校都不上课的特殊年代，他们几个十一二岁的男孩，竟能在毫无保护的情况下，比着攀爬四层楼高的楼外铁扶手，多次直至楼顶！这也许是在体验制高点期的复演和刺激，也可能是儿童的天性使然。

婴儿具备一种叫作握持反射的条件反射，即用手指或笔杆触及婴儿手心时，婴儿马上将其握紧不放。抓握的力量之大，足以承受婴儿的体重，如借此将婴儿提升在空中可停留几秒钟。这种反射是人生来就有的无条件反射，在出生后第一个月增强，随后逐渐减弱，到 3 ~ 4 个月时消失，被随意抓握代替。这就是一种本能，保证我们的祖先在树上的时候，新生儿万一不小心掉下来碰到树枝这类东西，会立马条件反射地抓住，而不会被摔死。虽然已经过了几百万年，但是这部分的功能还保留在我们的基因里，也许这也说明基因的变化要远远慢于环境的变化。

根据复演论的观点，人从出生就开始复演人类进化的全过程，而潜能自然回归法正是借鉴了复演理论，在阶段性潜能自然回归过程中让孩子进行年龄回溯，让他补齐这些缺失的部分，他才能够更进一步。

孩子在制高点期的主要任务就是学会自我保护、提高身体平衡能力。这种自发的、由内而外的原动力比任何感统训练的效果都要好。有些训练看似十分专业，其实孩子康复成长过程中并不需要所谓的专业干预训练，相反，孩子看见老师所谓的专业标准化的训练，觉得自己怎么也做不到那么标准，会感到自愧不如，没有了信心。只有能够将孩子主观能动性充分激发出来的老师才是最专业的！这种状态下，孩子在课程中所有通道都是打开的，由内而外的原动力——来自感官信息的激发才能进入他的潜意识，从根源上解决压抑已久的自我封闭问题。

没有经过制高点期的孩子，他今后可能就是个小跟班儿，也就是说别人做什么他只会跟在后面。跟来跟去，他自己也觉得没有意思，就又逐渐边缘化。经历了制高点期的孩子，就可以组织一个小团体。刚开始，他可能带着一个比自己小的弟弟或妹妹，逐渐发展到 3 ~ 5 个人都听他的。所以，孩子长大了当个小组长等领导，都有可能。从我们这里康复完去上学的孩子还有当班长的，也有个别孩子当了少先队大队委。

制高点期要建立好孩子的自信，让他在心理上有所建设，到后面就会发展得更好。

○ 反抗厌课期

反抗厌课期一般出现在孩子刚开始自我膨胀的时候。孩子本来在以前的康复中比较听话，家长可以拉着手好好地走路了，到了这个时期他突然感觉到家长的约束，于是开始反抗、挣脱。本来家长领着他朝某一个方向走，孩子挣脱了马上就转向另一个方向走或跑。他本来喜欢吃什么东西，只要家长让他吃，他就会不假思索地说："我不吃。"家长说要干什么，他偏不干。总之，他就是要挣脱，就是要反抗，要做跟大人要求不一样的事情。有时候，他反对完，依旧该吃还吃，该做还做，可总要表现出不听别人的，想标榜和宣示自己的主权。孩子会觉得上课是对享受现有生活方式的干扰和打断，他不想被管束。所以，这时期孩子会出现厌学反应，通过反抗来释放自我，把自己封闭多年的心情拿出来晒晒太阳，吸收点新鲜空气。只是目前还不具备正确的方法，只能靠对着干的方式反抗，来达到他的目的。

反抗厌课期还有一个非常鲜明的标志：厌课。成长到这个时期的孩子什么都想反抗，当然更不想来上课，但不是真的不想，而是因为他觉得上课不自由，有老师的引领、同学的打扰，不能完全自由，于是就不想来，想向着自由自在的方向发展下去，想永久全然地自由下去！如果家长没有继续坚持带孩子上课，就随着孩子自由发展，他可能会停留在这个阶段，而且时间一长孩子很可能会退步。更为严重的情况是，家长只看到孩子在潜能自然回归法的教育下进步明显，原来孩子刚被诊断为孤独症（及谱系）时的那种不情愿接受的心态，马上转变为一种盲目乐观的错误心态，似乎孩子原本就没有孤独症（及谱系），任由孩子去发展，并回到正常学校或者幼儿园中去。此时的家长普遍认为，自己的孩子不必继续在这里接受教育转化的课程和活动了。这种现象往往发生在那些孩子在短期内进步比较明显的家长身上，他们不知道，如果此时把孩子带走，孩子只能停留在目前的阶段和水平，甚至马上就会出现倒退的现象。而且，孩子如果始终处在一种自由自在、不守规则的状态中，后面的规则意识就不能建立，那又如何能够进一步学习复杂的社交规则呢？所以，这个时候最好趁热打铁，让孩子坚持上课，继续提升，尽快迈过这个坎儿。不能像个别家长那样坚持错误的认识，导致孩子的一点点进步不仅不能巩固，而且会人为地截断孩子继续进步的通道。这种干扰有可能使前面的所有进步前功尽弃！所以，只有坚持下去，才能进入后期的康复转化阶梯。因此，在厌课期，家长不仅要巧妙地扭转孩子的行为，更要首先端正自己的观念。

这个时期的孩子要出门的时候会各种找茬，如不穿衣服、不穿鞋，穿了衣服要上厕所等。总之，反抗厌课期的时候，孩子会找各种理由、各种借口不顺从。终于，他出门了，可等地铁到站了或到教室门口了，他又开始反抗。这些都是这个阶段的表现，实质上都属于反抗厌课行为。

而且，这个阶段孩子的动作已经很灵活了，也很固执，不像以前那样家长拎起来就能走。所以，很多家长认为他不想上课就不上了，过一段时间再来。殊不知，如果不坚持来上课，孩子就得不到巩固，进步就会停滞。就像冲关一样，每次冲到门口就退回去了，下次还会重来一遍，无形中就拉长了孩子的转化周期。

这个阶段最好快速地把孩子带到教室，而且他已经有了一定的心理承受能力，稍微强制一点也是可以的。但比较好的方法是，按照总结出的16字方针——连哄带骗，连拉带拽，半推半就，利益引诱——把孩子领过来。很奇怪的是，一旦孩子见到老师，他往往就像忘掉刚才故意刁难家长的一幕，跟着老师高高兴兴进教室上课去了，而且在课堂上的状态还挺好！

有的家长会说："贺老师不是一直强调不能强迫孩子吗？孩子是不是上课上烦了或者不喜欢上课了呢？"首先，这个时期属于另一个"不"字期，之前只是说"不"，行为上还不会反抗，这个阶段想要永远的全然自由，不想有任何约束，所以在行为上开始反抗。这个阶段他不是真的不想来上课，如果是不想上课他就不会进教室，而且一旦进了教室，孩子就显出没事了。即使个别反抗强烈的孩子，一旦老师把他抱进教室，他也就没事了，并且马上就融入了课堂。他只是想要全然的自由，不想被任何形式约束，其实孩子内心还是喜欢课堂环境的。而且，这个阶段课程对他继续升温非常重要，是帮助他冲关的。尽管这种"强迫"上课似乎与前面的原则有一点冲突，但权衡利弊还是要让他来上课。否则孩子可能会寻求眼前的快乐，而偏离成长的轨道。在课堂之外，建议家长还是尽量地由着他这种想全然自由的心态。

○ "老子天下第一"期

"老子天下第一"期是继制高点期的又一个升级的时期。当他站在制高点上，当他呼奴使婢般把全家人玩得团团转时，他会觉得自己能掌控一切，产生自己是"天下第一"的感觉。这就是天性，我们把它叫作"王性"。每个人心里都住着一个帝王，这就是王性。把孩子的王性调出来之后，他就会在家里发号施令，站在制高点喝令"妈妈这样，爸爸那样，奶奶这样"等，提出各种要求。例如，他让妈妈给倒一杯水，等把水拿给他，他又说凉了，兑了点热水，他又说烫了。几次之后，家长会认为他是故意的。他确实有故意的成分，但他也有不被我们理解的成分。孤独症（及谱系）儿童对事物的分辨率非常高，他自己设置的一个温度，热一点、凉一点他都会挑剔。

这个时候，家长很容易觉得孩子难伺候，是故意找茬。孩子的行为是有点让人接受不了，但我们要成就孩子的康复回归的话，我建议家长和照顾人，或者我们的老师要去完成他这个情结。即使知道他是故意刁难，我们也要说："哦，不是这个呀。那好吧，我再给你拿吧。"拿上两三次，孩子自己也开始不耐烦了，但家长不能不耐烦，教育者更不能不耐烦。那我们要怎么做呢？示弱！到那时候我们的教育者会说："老师搞不清楚你要什么了，你跟我一起去拿吧。"家长也要这样对待，先示弱，再带着他参与进来。因为他在制高点期是高高在上的，当他在上面发号施令的时候，他没有参与进来，所以要把他带着也参与进来。他既可以是个王者，也可以是一个参与者，而且把他带进来会更好。能将他转化成为一个参与者是一件非常好的事情，因为参与对于孤独症（及谱系）儿童来说是一种交流和社会性的开始。我们必须用示弱的方式，而不是说："那你去拿吧，你才知道。我不知道你到底是什么意思，怎么这么难伺候！"这种方式在普通儿童身上可能行得通，但是用在这些孩子身上特别是康复转化到这个阶段的孩子身上是错误的。另外，让他去参与之后还要对他说："哎哟，你好棒，你拿的就正合适啊！"这个地方就是以他的行为为标准，而不是以我们为标准。以我们正常人为标准的话，那么其实在他的心目当中，我们就是一种歧视，而我们以他为标准的时候，他的王性会得到满足，这种满足达到一定的饱和度的时候，他会逐渐感觉到自己的挑剔有点不近人情。我们恰恰就是要用各种满足来等待他王性饱和度达到之后，他自己峰回路转，可能还会对别人特别好——这也是被很多家长证实了的。

我们这里经常有孩子特别挑剔老师，还有的会一个劲儿地挑剔某一个老师，而我们的老师仍然一如既往地宽宏大量。当到了一定的饱和度之后，他就会对这个老师特别好！家长也是一样的，当孩子对某个家长"欺负"到一定程度的时候，他又会以各种方式表达亲近，表示对那个家长的好，有好吃的也先分享给那个家长。但是，家长如果希望享受到这一份幸福，就要给他足够的时间达到饱和度，充分满足他王性的需求。

○ 自信建立期

自信建立期是自我膨胀阶段最高的也是最后的一个时期。在自信建立期之前，要满足前面的阶段一步一步地都完成了，才能够达到孩子建立自信心的基础。

到了这个时期，孩子走路时很神气，觉得自己穿的衣服比别人漂亮，戴的帽子比别人好看，走路的姿势也比别人帅气。平时，他穿的衣服要自己去挑、自己去选，包括衣服的样式、帽子的样式、包的样式。所以，孩子这时买东西都不用家长操心。他自己选好买什么衣服鞋袜，买回去之后还会每天给自己搭配，有的孩子甚至还给爸爸妈妈搭配。这个时候，爸爸妈妈一定要配合他的搭配，也就是说孩子搭配的什么都是最好看的。慢慢地，他还会头头是道地讲解。他这些行为都是在建立自信心，认为自己的一切都是最好的，就算同样的东西都是他的最好。同样的玩具，他拿到手里的就跟别人的不一样。过去，孩子自信心还没有建立起来，老是不自信，即使是同样的玩具也是别人的好，老要看着别人手里的玩具。现在不一样了，有的孩子甚至还会表露出"你看我这个东西比你的好，我这个绿色比你的那个绿"。其他人看着是完完全全一样的玩具，是同样的绿色，他也会认为是不一样的玩具和绿色，能找出很多特点来证明自己的更好。这其实是在标榜自己是最棒的！

孩子还会挑剔普通人唱的歌，会说唱得不好、唱得不准，不让唱。因为孤独症（及谱系）儿童的音准通常都是非常准的，他们耳朵的分辨率是非常高的。从这一点看，尽管孤独症（及谱系）儿童的表现形态千差万别，但他们的听力敏感性往往超过正常儿童。这个时期，我们往往会要求老师或家长，当他不让唱或捂对方嘴的时候，就马上不要再唱了，还要说"哎哟，老师（妈妈）唱得不准，那我们宝贝唱一个吧"。如果他愿意唱，他就会很自豪地唱起来。他要不愿意唱，我们可以说"我们过会儿再唱吧"，给他一定的自由度来满足他、推动他的自信心建立。

其实，大部分脊椎动物尤其是哺乳动物，通过叫声传达信息和指令是司空见惯的现象。声音就是它们用来交流的最简洁、最高效的工具——人类首推语言。敏感的孤独症（及谱系）儿童在最初从"自闭"状态下释放出来，靠的正是某种他们熟悉的声波频率。通过声波的谐振，他们开始对未知事物发生兴趣，逐渐摆脱原本"自闭"的束缚，启动回归正常的漫漫路程。

无论是"老子天下第一"期还是任何时期，我们都要很巧妙地抓住点位，去激发他的能力，而不是一味地让他发声、让他张嘴、让他唱歌。他的自信心在建立的过程当中，会主动丢掉过去的一些蛮横无理的毛病。当然，这个时候他还没有完全丢掉，会去想办法做一些让别人赞赏、欣赏的事情，但那种故意犯坏的行为开始渐渐减少了。由此我们可以得到启发，即使孤独症（及谱系）儿童在不同阶段都会表现出混沌行为，他的内心也有一种向上追求的潜意识，这完全符合马斯洛需求层次理论。而且，潜能自然回归法正是唤醒了、放大了孩子心中的这种潜意识，并且以此为着力点，推动着孩子在回归通道中不断地进步前行！

有时候，孩子还会打抱不平。其中包括两种方式：一种是见到弱小的孩子，他会去关心对方；另一种是谁欺负了弱小的孩子，他会去帮助弱小的孩子对付那个不讲理的人，甚至当几个孩子联合起来要捉弄老师的时候，他还会跑过来抱住老师进行保护，因为他知道孩子不会打与他们同样的孩子。此时，他会做一些正义的事情来让大家佩服他，而且还觉得自己很神气，正义感和同理心逐步形成。孩子还会做一些别人做不到的事情，比如，他会用玩具来组装别人想不到的一些设计形状。即使跟别人的差不了多少，他也会赋予它很多的内容，会绘声绘色地讲一个他的拼装玩具的故事，来吸引老师、吸引家长等人对他赞赏和佩服。

所以，自信建立期也是非常重要的，家长不要去挑他的毛病。因为刚开始他自信心升级的时候，他会出现对任何事物都夸大的行为，即便不是特别好的东西，他也会夸得特别好。我们的老师或家长不能去纠正他所谓的错误意识，更不能告诉他哪些是错的、哪些是对的。我们反复培训和告诫老师，并劝告家长，孩子成长转化到这个时期，他的认知已经很棒了，因此他并不是不知道对错，并非不知道他在夸大其词，他是知道的，他就是想满足一下自信心的提升而已。大家不用紧张。

有的家长问："贺老师，怎么能够证明他是知道对错的呢？"这个其实不用测试，因为家长会发现当他成长到这个时期，他完全有一种自我判断能力，而且在随着我们的课程成长之后，他会逐渐地修正自己的认知。这种认知甚至还会发展到去评判和纠正其他同学、同伴，证明他当时的夸大其词其实心里是明白的，但他不愿意那么做。幼儿心理学指出，孩子的认知规律中对新事物有一个同化和顺应的过程。我们可以把孩子夸大一件事，当作他试图用已有的认知图式去描述和概括一件事，尽力去囊括新事物，是一种强行同化的方式。只不过在别人看来，他把原有的图式过分夸张了。从另一个角度看，当他在此阶段自信心强烈时，他就用夸大其词来收获别人对他的赞赏，这也反映出他正是以这种方式来巩固自己刚刚建立的自信心。一旦他的自信心完全建立起来，到了更高的高度时，他就渐渐地不再用夸大其词、无中生有来标榜自己的物品，尽管这些物品其实和别人的一模一样。这就说明他的自信心已经得到了巩固。

也有可能是他夸大其词之后自己觉醒认识到了，但他就是不要别人指出来。当家长指出来的时候，他会马上关闭自己不说这个了，转而去干别的，打断了他在这方面的持续发展和延伸。其实，每一次打断对他的康复和成长都是非常不好的。这样的话，下一次他还得从头来过。可能要过很久，他才能重新上升到这一阶段，夸大其词的问题再次显露。但他怕受伤，学会了掩盖，尽量不再做出夸大其词的表现，来反省自己、检查自己、封闭自己。他把自己的心门稍微关上一点，且关一段时间（而家长可能还误以为纠正有了效果），从而耽误了他的转化时间。建议这个时候我们一定要鼓励他，只要在我们课程的轨道上，我们就不要担心，不要直接指出来。即使没有上我们的课程，你指出他的缺点和不指出他的缺点，也是有区别的。你不指出他的缺点，他也没有上我们的课程，可能很久都不明白自己错了，但他只会成长得慢。如果你指出他错了，他封闭的时间就会更长，封闭的门也会关得更紧。所以，不管上不上我们的课程，我都不建议家长或者教育者直接指出他们夸大其词的缺点。

可能有家长会认为，这么做太惯着孩子了。但这不是惯着他，而是我们找到他自闭的根源是过早聪明、过度敏感。因为他很早甚至还在婴幼儿时期就知道，贴身照顾他的人（根据幼儿心理学，这些能够从出生就影响他早期个性发展的人群被称作"最近教养环境"）即使在逗他的时候说他"不好"，他也能听懂语气，理解成对他不满意，甚至往心里去，日积月累地感到自卑才会造成自我封闭。倘若是一个性格大大咧咧的孩子，他是不容易"自闭"的，照顾人说什么都跟他没关系、不往心里去，他都无所谓，所以他就不容易"自闭"。

如果你一起床做了早饭家里人说难吃，出门说你衣服难看，到了单位同事说你说话声音不好听，领导说你工作做得差，你会变得更好吗？这是不是就相当于传统行为强化训练纠正孩子、干预孩子，觉得只要给他指出来他就会好了？设身处地地体会一下，就算别人说的都不是真的、是跟你开玩笑的，就算是一个心态很好的人，明明做饭好吃、衣服好看、声音好听、工作出色，天天被这么说是不是慢慢地心态也会出问题？何况一个还不完美且心理有问题的孩子呢？这样做无形中会造成更大的伤害。

第八章　人际交往阶段

人际交往阶段刚开始的时候，孩子只是有意识地想要交往，但不一定行动。家长不能逼他，孩子的心理相当于"我想跟人交往，但是我还在琢磨别人，还没准备好，我一去交往要是别人不理我怎么办"。

人际交往阶段分为以下几个时期。

○ 试探交往期

试探交往期出现在独处沉思期之后，通过在独处沉思期中，他自己去观察、思考、回避，逐渐使自己赢得一个初步了解如何跟别人沟通交往的经验和能力——是他偷学来的。有一句话叫："把戏"要过手，曲不离口，拳不离手。他必须通过实践，才能够把自己认真总结的经验和能力派上用场，这才能够算是自己的能力。因此，他要去试探，只是还不够自信，所以要试探着跟人交往。

孩子的试探有各种不同的方式：有的是快速地帮别的有能力的小朋友拿一个东西、递一个东西；有的是在旁边观察，然后做一个观众去捧场；有的还没有学会交往，就跑去打人一巴掌，或者推人一下，引起别人的注意。这些试探交往都是他进步的一个标志。家长或者有的不懂孩子心理的施教者，会去帮助他、教他，甚至去纠正他。这样一来，不仅帮不到他，而且他还没有完全升级的自信心，又受到了新的打击，他就有可能退缩，又会冷眼旁观。

我们建议在试探交往期的时候，家长要在旁边给他壮胆。怎么壮胆呢？不是跟他说"你去交往吧"，因为他还在尝试的阶段，还是一个若即若离的阶段，越想把他往外推，他越退缩。家长只要站在他旁边用支持的眼光鼓励他，他一旦交往失败，家长要帮他打圆场，说"我们是想去交往一下""我们下次再跟他玩吧"或者"小哥哥在忙着玩，他没有关注到你"，给他找回面子。其实，他心里是明白的，但这个面子对他也是非常重要的。

我们要支持他的试探交往期，让他往前发展。

◎ 异龄交往期

孩子与异龄儿童开始交往，表明他又进步了，能与比他大或小的孩子玩。家长不要误解，孩子与比他大的玩时觉得是他瞧不上小孩和同龄人，才跟大孩子玩。这个理解是错误的，其实他还不敢跟同龄人玩。为什么跟比自己大的孩子玩呢？因为这个时期属于人际交往阶段前期，他发现大的孩子会让着自己，所以最开始先跟大的孩子玩。当他从大孩子那里学到一些技能后，他开始找小的孩子玩，因为他相对能够控制局面了。为什么又开始跟小孩子玩？因为孩子认为小孩对他没有威胁，自己能控制局面，如果小孩打人了，他能保护自己，甚至还可以还手。

日常生活中免不了亲戚朋友相互走动，孩子难免会接触别人家的孩子，也许还要一起出去玩，或者在一起住几天。这个时候要注意一些要点。在以前的各个阶段，孩子完全不理人，家里来了别的小朋友对于他没有任何影响，但是到了这个阶段，孩子的情况就变化了，特别是来了小哥哥、小姐姐的时候，因为比他大又是正常儿童，使他多多少少感到有些压力，即使对方让着他，也会有压力，所以要减少待在一起的时间。就好比大人在单位的时候，有些人总被分配不重要的工作，次数一多，那个人就觉得自己能力差，才不被委以重任。更何况那个大孩子还不一定总让着他，因为年龄比他大但大得不多，如果跟他争，对他造成的压力就更大了。孩子和别的小朋友相处一会儿可以，但不要时间过长。

如果孩子要求小朋友来家里玩，家长可以尝试。他没要求，就说明还不到时候，他的能力还没达到。这个时候，他脸上连表情都没有，对外界的关注也没达到。他没让小朋友来玩，家长替他邀请对他是负担，但他又不会表达，结果家长还以为他喜欢人家来，造成了不小的误会。从孩子的表现上来看，他的面部表情不轻松，不和其他孩子对视，会把头低下来，不让其他孩子看到他不愿意的表情，或者跑到一边去，拿着别的玩具玩，都说明他在掩盖自己的紧张、焦虑和尴尬。从肢体语言等微表情来看，最初孩子可能会应付一会儿，然后他可能会躲在一边，甚至躲到另外的房间里去了。这样就能大体判断出，此时孩子是不愿意和其他孩子一起玩的。家长应该能够正确地解读孩子内心的感受。

在异龄交往期，有些家长看到自己的孩子竟然可以和比他年龄大的孩子交往时，错误地以为自己的孩子能力变强了。这些家长甚至瞧不起同龄的孩子。殊不知，其实这只是孩子试探与人交往的最开始，因为他还不具备与人交往的基本能力，所以他只能和那些懂得让着他的孩子玩。这并不代表孩子能力强，但也要看到进步，孩子正在增长识人的能力。这时候千万不能错误地把孩子领走，从而中断了孩子这一点可喜的进步机会。

○ 同龄交往期

孩子可以跟同龄人玩的时候，就说明他取得了很大的进步。在同龄交往期，他开始示好、追随着同龄孩子玩。这一时期是在异龄交往期后。他以前是和比自己小的孩子或比自己大的孩子交往，因为那样风险比较小。他积累了一定的能力以后，有一定的把握了，他才尝试性地开始与同龄的孩子交往，或者与能力比较对等、相差不太悬殊的小伙伴交往。这个交往期有一个非常明显的标志，即他的心理年龄接近他的生理年龄，也就是他开始具备同龄孩子的各种能力。但这个时候，他更多的是表明心理欲望，即达到同龄孩子心理年龄的成长欲望非常强烈。

孩子开始跟同龄人玩，找到同龄人的共同爱好和共同话题，以及他们所玩的游戏，逐渐能够扮演游戏当中的各类代表人物并知晓含义等，找到了最初的归属感。这也代表他提升了今后的社会参与度。

◎ 主动交往期

孩子到了主动交往期会主动出击跟人玩，跟人同频地玩，成群结队地玩，然后他才会拉"帮派"、出谋划策，会和人一起谋划"干坏事"。

主动交往期就是被动交往发展到半被动交往，再到现在的主动交往，是自发地跟别人交往。这种交往刚开始可能方式方法上是不太适合的，是单方面意愿，有点一厢情愿地要跟别人交往。逐渐地，他可以发展到总结经验，偷偷地观察对方需要什么方式的交往，性格是什么样的、什么年龄、什么性别、喜欢什么等。

孩子一边总结每个人的特点，一边掌握，然后开始看人下菜碟，主动交往、加入。他前期的目的性不是特别强，到了后面会逐渐发展到目的性比较强，然后参与度也越来越深，为后面他想占主导地位打下基础。

◎ "拉帮结派"期

"拉帮结派"期是人际交往阶段的一个相当高级的时期，孩子开始能够左右自己的生活和游戏中的一些事物了，而且还能够形成一些关于自己学习经验的总结，逐渐具备这些方面的能力了。

在游戏当中，孩子要强调自己的地位，有些事情他就要加强自己的力量。什么时候加强自己的力量才是最有效果的呢？就是借力，即"拉帮结派"，把自己一个人的弱小力量壮大起来的最快速度就是"拉帮结派"。

当他觉得某个人比自己强大，又对那个人不满意，不愿意受他欺负的时候，或者想欺负对方的时候，他就开始"拉帮结派"，把有不同能力的人拉到自己这一伙来，然后结成一个"派别"。他甚至会有一些理念、口号，然后灌输给同伴，一个一个地去说服，并展示自己的能力。比如，给人一些好处，然后还要让别人知道，如果别人不顺从他可能日子不好过，可能会被那个他要对付的人欺负。这个时候，那个被拉拢的孩子发现，如果不顺从他就会没有好日子过，如果顺从了他还能学到新的东西，甚至要对付的那个人也欺负过我，我跟着他，我也可以不受他的欺负了。所以，他让每个人都觉得自己能够得到好处，于是帮派就结成了。

孩子为了拢住大家的心，还会强调一些理念、口号，如给谁起个外号等。然后，让大家有一个归属感，用团结起来的力量去对付某一个过去欺负过他们的能力比较强的人。孩子通过"拉帮结派"来达到壮大自己力量的目的，在当中他会去运用"派别"中每个人与那个强大的人之间的矛盾，然后让他们的矛盾得以统一，集中去指向欺负他们的人。可见，这个阶段是非常高级的。我们说，在这个阶段的孩子，基本上就可以准备毕业了，正式回到正常孩子的队伍当中去了。

这些看似社会上人与人之间的争斗，规则似乎并无两样，但是对于一个曾经与世隔绝、没有任何自我保护能力、没有归属、没有社交能力的孩子来说，这样的行为并不带有成人世界的价值判断，只是生存本能的表现。它符合马斯洛需求层次理论，是产生同理心的基础，反映了孩子能力的增长。而社会价值的判断，则由后面的阶段来辅助完成，由学校教育来强化。一个连普通学校教育都无法融合进去的孩子，一个连同理心都没能建立起来的孩子，又怎能对他的纯真加以赞赏呢？

○ 出谋划策期

发展到出谋划策期的时候，孩子的能力比主动交往期更加进步，他要实施的一些计划、一些愿望，可以尝试着逐渐地不是亲自去完成，特别是对于一些有难度的、把握性不太大的事情，他会出谋划策，让别人替他实施、替他争取，然后他来跟大家分享一部分成果。而且，出谋划策的孩子，一定是分享主要的成果。

这个时候他在群体里有了一定的威信、一定的地位，他会想方设法去给每个人安排一些任务，而且还教给他们一些实施的方法。这些跟着他的孩子要比他的能力低一些，同时也想提升自己的能力（"攀高枝儿"期），是到了相应阶段开始向他靠拢的孩子。想学东西的孩子都会听他的、服从他、佩服他。他有一种引领的感觉，虽然离真正引领还差一点儿，但是他已经可以出谋划策了。

引领和出谋划策的不同在于，引领者是在完全地承担责任，而出谋划策者则是旁观结果。若成功了，他就来分享；若失败了，他就抽身而退，"跟我没关系，责任也找不到我身上"，自己不出面完成他想做的事情。也许刚开始他可能出一些搞怪的、搞笑的或者捣乱的主意。

为了标榜自己，体现自己的能力，孩子会想出一些别人做不到、想不到的主意，就像丢一个炸弹一样，把这个地方"炸"开了，引起大家的注意，让所有的人都觉得他与众不同、标新立异。这个时候，他的目的性不是特别强，可能主要目的还仅是表现自己的能力。

有一个孩子在出谋划策期的时候，开始是和另外两个孩子一起干坏事打老师。他们在前、后、右各站一个，嘴里喊"预备，开始"，然后都打老师。老师腹背受敌，躲都躲不过。到后来，这个孩子发现他能够指挥别人打老师。老师要跟家长反映问题，他就商量着又拉一个孩子入伙，他们就是四个人了。然后，他不参与，但指挥他们，你在哪个方向，他在哪个地方，我发出一个什么声音，你们就开始打。他就这样开始出谋划策，自己选择一个制高点，坐得高高的，统观全局，发号施令。被打的老师用跑来躲他们的追打，他站得高，看得清楚，就指挥那三个孩子到哪儿去追、怎么夹击老师等。其实，他正在把自己的角色扮演能力传递给那些跟从他的孩子。所以，这个现象从整体来看，是在促进孩子的进步。

接下来，孩子会引领同伴，他的胸怀宽广了，对人对事的理解进一步加深。引领同伴已经不是去干坏事，而是做一些游戏，有意义的游戏，如打坏蛋等。他还会做一些好事，如别的孩子打老师的时候，他就跑来抱着老师、保护老师，说"不能打老师，老师对我们多好呀"。这说明他已经上升了，能知晓打老师是不对的。他有了同理心之后，就开始觉得打老师是不好的了。关于引领同伴，我们在本阶段最后一期有专门的论述。

○ 引领同伴期

引领同伴期是人际交往阶段的最高时期。前面几个时期，孩子犯坏的行为表现是淘气出格、展示自己的能力，并不是真的想损害别人的行为。

引领同伴期的孩子，已经上升到一个更高的阶段了。他要去做一个小小的领袖，所以我们也叫它"领袖人物的发展期"。这个时候，孩子的各方面思考都集中在他要在其他同伴的面前做好策划、做好安排，然后分配任务，让每一个被他引领的、被他领导的小伙伴都感觉到非常有意思、非常有兴趣，而且在玩这些游戏的过程当中，每一个同伴都是有所收获和成长进步的。这样他才能够保持领导的地位，才能够把其他孩子聚拢过来，保持他的核心地位。

这说明孩子的智商和情商都是比较高的，基本上接近正常儿童。有的孩子在情商方面甚至已经与正常儿童相当了。

引领同伴期和"拉帮结派"期其实是很相似的，但是它们也有区别，主要在于层级、级别的高低之分。在"拉帮结派"期，孩子只是有想法和行为，虽然也有实施的过程，但是他还没有完全达到引领同伴，让每一个伙伴都愿意跟他一起玩，都愿意去听从他、服从他，然后去执行他的任务。如果这个任务失败了，同伴也许不愿意跟他一起分享、交流、总结、承担，游戏不会再继续升华和完善。

而在引领同伴期，他的胸怀会更加宽广，为了自己能够领导别人开始让着别人、包容别人，特别是一些能力比他弱或者年龄比他小的孩子。

自我（向内）完善篇
——走向正常的标志

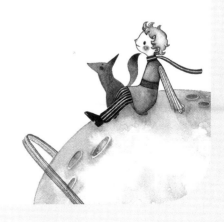

第九章　规则道德阶段

　　前面各个阶段都是放纵，到了规则道德阶段，孩子就开始建立道德感和规则感。没到这个阶段的孩子，道德感和规则感都等于零，培养他们也是耽误时间。但不用着急，到了一定程度，他自然就会有了。

　　规则道德阶段的第一反应是打破固执。家长在长时间尊重孩子、放纵他，让他上了一段时间课之后，他突然无意中就会打破一些固执，有事也愿意与人商量了。

○ 打破固执期

　　打破固执期其实就是打破孩子的完美。这个打破不是人为打破，去训练他打破固执，而是要靠潜能自然回归课程让他提升到这个层次，愿意去打破他的固执。

　　要记住一点，对于孤独症（及谱系）儿童，越要被动地去打破他，他越要守住这种固执。所以，不能由别人主导地去打破，任何一个阶段都不是人为的，而是经过我们的课程来提升。当他满足了自己的固执，而且得到了很多能力的提升时，他才愿意去打破这种过度完美的模式。也就是说，他的过度完美性格在这个时期开始松动，松动了之后他就不会有那种仪式化的行为——一定要走直线，一定要画圆圈，一定要摆得非常整齐，任何人都不能碰他等。那种过度完美的刻板行为，在这个时期开始慢慢地松动，从而逐渐地随着课程开始打破。他从原来不愿意被打破，到现在愿意自己来打破固有的完美，实质是他的安全感得到了充分的满足，有了明显的提升。

这个时候，家长或者我们的老师就会发现孩子身上的变化。过去一件非常小的事情，他就会大发雷霆，然后躺在地上撒泼打滚。其实，这件事可能就是他摆好的玩具被一个小朋友不小心碰了一下，但哪怕一丝一毫的位置变动，他都接受不了。而到了这个时期，即使别人碰乱了，他也会原谅人家，可以再把它摆回去，有的时候索性摆成另外一个形状，他也会觉得这个创新挺好看的。所以，他自己愿意去打破这种过度完美的模式——原有的僵化模式，他那些固执的行为就逐渐松动了，逐渐开始接受改变。而原来只要有一点改变，他就会产生恐惧感，就会有前面所说的歇斯底里、撒泼打滚。

当然，这个阶段能够容忍小朋友破坏他的东西，是他最先开始的松动，随后才是对老师的松动，最后才是对家长的松动。所以，家长不能去打破固执，帮助孩子快速成长，这是不对的，反而成了拔苗助长。除了被他人打破还是被自己打破是有层级的之外，对于打破行为是主动还是被动，他此时也是会区分的，所以不要去人为主动打破。如果真不小心碰到了他摆得整整齐齐的东西，家长还是要给他赔礼道歉。

○ 明理期

明理期是通过一些模拟游戏，让孩子明理，而不是通过讲道理。也可能孩子主动提出和家长做模拟游戏，如上升到一定程度的孩子，都会跟老师做模拟游戏，模拟各种规则、制定规则。如果没有这种模拟游戏，那么教给他的东西，他永远不会变通，也就是永远不能真正地掌握。通过模拟游戏，孩子自己会转换角色的扮演，今天扮演这个，明天扮演那个。孩子还可以对"道具"稍加修饰后，赋予不同的角色与含义，一会儿这个东西当个话筒，一会儿做个冰激凌。同样一个东西，他可以把它模拟成所有他能想象的东西，这些东西都具有形象相似的内在联系，孩子已经可以将它们联系到一起了，说明他的能力已经很高了。通过模拟游戏中的一些规则及变通，孩子开始变得明理了。当孩子开始学习角色扮演时，他已经进入正常孩子的认知发育轨道了。这相当于孩子从心理学中幼儿的客体永久性阶段，提升到孩子已经可以脱离实物，进行抽象思维了。角色扮演是孩子的认知图式进一步丰富的表现。

明理期是打破固执期之后，孩子开始松动了，明白一定的道理，但是他之前不一定不明白，而是明白也不听，完全地封闭自我。这个时候，他就开始打开曾经封闭的小窗，来跟社会的规则稍微接轨，而且是尝试性地一点一点地，因为他不愿意完全符合社会规则。要符合规则，就得经过他自己很大的努力去战胜自己，需要很大的心理强度去战胜自己。

孩子还有一些顾虑，如"我一旦达到要求了，家长就可能提更高的要求"，那么他会尝试性地一点一点地去符合规则。有时候，家长发现孩子突然一下子对有些事情变得可以商量了。我们就要提醒家长，有些事可以商量了不代表可以向他提要求了。家长还要给他一定的空间和时间，让他在足够尝试之后明白家长不会无止境地提出更高要求，他才开始敢把自己那些明白道理的真实思想表现出来，他才敢和社会的规则逐步接轨。过去他怕什么？他怕的是一有进步表现出来，家长就会不自觉地不断加码。读到这个地方，尊敬的家长，你们有何感触？

对这样的孩子，其实很多家长是喜欢给他讲大道理的。但这是不合适的，家长越讲大道理他越封闭。到这个阶段，他开始懂一些简单的道理了，但是也不适合给他讲大道理。他是懂一些，而且愿意懂一些道理了，他原来不一定完全不懂，而是耍横，就是不听，就是不那么做。现在，他可以尝试性地按照一些规则去做了。很多家长都说孩子可以沟通商量了，如家长说该回家了，他一看天确实黑了，就回去了。过去天黑了，孩子只要还没玩够，就不会回家。现在，他开始有了一定的顺从性，表现出一个好的开端。实质是，孩子在逐渐地接受社会规则，变得开始有自我约束力了。

就像前面说的，明理期时我们的课程会安排很多模拟游戏，如人与人之间的交往，人、事、物之间的关系等，用游戏逐渐激发他，让他在游戏当中去尝试规则，然后他才能够开始明理，再表现在具体的生活过程中。

这种模拟游戏是不建议家长去做的，如果家长做就有可能导致强度达不到，对于孩子就是不痛不痒。如果强度过了，孩子又觉得家长是在逼迫他，他的心理防线可能又开始加固了。他刚刚打开的心灵小窗口，可能又被他在退缩中封闭起来了。不建议家长做一些所谓的康复游戏，家长应该做的是，全力配合我们课程的转化阶段所需要做的事情。我们每个月都有家长培训课，也会不定期地给个别家庭指导，以及定期的、针对不同阶段儿童的家长个别指导，等等。虽然具体问题具体分析，从孩子的角度出发，对家长要求的总体思路，就是放开、示弱、肯定、赞赏（较含蓄的）、夸奖（较张扬的）。通过这些有层次区别的陪伴和鼓励，让孩子体验到自己经过努力后的进步和不断提高的成就感。

○ 突破底线期

前面有一个试探红线的时期，他就是要去试探大人的红线，而突破底线期往往是他建立社会规则感的一个非常重要的萌芽期。他要通过试探和突破底线、规则，来看他到底能够在什么范围内生存，而且是比较安全的。他想既能符合规则，自己又比较放松，也就是在自己比较省劲儿的那么一个夹缝里面生存。但这个时候属于大脑比较活跃的时期，所以他才能够想到这样的一个突破、试探地找到自己安全又舒适的空间。这些都是针对他当下的能力水平而言。因此，家长应给出最大——既不触碰规则底线，又不会像走钢丝一样提心吊胆——的空间，让孩子在相对宽松的环境中试错学习。一旦孩子的能力又得到了提高，而且他也清楚地试探到了底线，他就找到了符合社会规则的安全地带，就能够在更大的空间里游刃有余了。

○ 承担责任期

当孩子康复到承担责任期的时候，他敢于去承担一定的责任。比如，他不像过去那样撒谎或逃避了，而是敢于去尝试性地做事情，包括游戏和他好奇的事情，也包括家里的一些小事，他都去尝试、去承担责任。有时候，他还可以帮助妈妈去干一些小活，也可以在同伴游戏当中去主动承担一些角色，还可以去安慰一些小朋友，帮助弱者，等等。

孩子的责任感开始上升，主要是自信提升了，也敢于承担责任和承认错误了，不像过去那样狡辩。在狡辩时，孩子会说什么都不是我干的，是他干的，或者是他先动手的。而在承担责任时，孩子会说我刚才没干好，或者是我做错了，他会承认。但这要有个过程，刚开始的时候，他可能比较胆怯，偶尔承担责任，随着康复的进行，他逐渐开始勇于承认自己的错误了，而且也勇于去承担一些有责任的、需要责任感的事或角色。

孩子如果主动承担了责任，家长就不能去批评他。批评了他，这种主动承担责任的阶段就会收敛。本身他们就敏感，保护自己的时候退缩也是人的天性。当然也不能去夸他，或者说"没事没事"，他会觉得家长认为我不行，对我要求太低了。我们应该让他总结经验，下次不犯这样的错误，但是不要讲太多大道理。

○ 遵守规则期

当上升到遵守规则期的时候，孩子就会觉得遵守规则是自己最快乐的事情。遇到事情，他就开始寻找一种规则，有时候还自己制定一些规则，如制定一些游戏的规则，与家人、小朋友一起玩。然后在玩的过程当中，他有可能还要修改规则。这种修改一方面是实现自己心里所想，另一方面他还会逐渐去看小朋友的需求，又要笼络小朋友去遵守规则。所以，遵守规则期就是遵守社会规则的一个雏形、缩影。

这个时候，家长不用过度地给他讲道理，他会去遵守一些规则，家长可以提醒他一些规则，他自己也会去观察一些规则，甚至还会问一些规则，如问家长这样行不行、那样好不好。他问家长或问老师的时候，家长和老师不要急于给他标准的规则，而是跟他商讨一下，即问问他觉得该怎么样。然后，他会说他的见解。刚开始，他是按自己心里所想的偏向于自己的规则，之后他在说的过程中，有可能就会修订、修正。他说完之后会看老师或者家长的脸色，看是不是他说的偏向自己，能不能够让别人接受。当他察觉到对方脸色的变化，或对方没有马上认可他的时候，他就会马上自省，会修订自己的说法，达到一个既对自己不是特别不利，又符合社会规则的目的。当然，对于跟他自己没有利益、没有关系的游戏，他也会逐渐尽量地遵守其中的规则。在社会交往过程中，他也会尽量遵守交往的规则。

这个时候，孩子不仅在学习建立外在的规则——社会规则，也在学习建立内在的心理规则——与他人交换意见时的言语规则。这包括从坚持自己的意见，到听取、接受他人的意见，形成和他人交往的规则，演练出自己的方法艺术等。

下面是贺老师和一位家长关于遵守规则期的一段对话：

家长：感觉孩子还没有进步到可以干家务的程度。

贺老师：不能让他干，哪怕你干他陪着你，或者你拿他的手一起干都行。因为只是想让他体验一下做错了事怎么承担责任。

家长：这些事以前总是我在干，后来我感觉他有点怕我。

贺老师：这个阶段，出了大的坏事，你要让他承担一点点责任，小的坏事可以暂且当作没事。

家长：他之前吃完橘子（只嚼汁），嚼完了的纤维，啪地扔到墙上，这两天全都扔垃圾桶了。今天坐公交车吃了个橘子，自己把嚼过的纤维咽下去了，然后说："妈妈，啥咽下去了？"我说："能是啥呀，橘子呗。"他就不扔了。

贺老师：他想让你表扬他。

家长：我说真棒！我当时已经拿塑料袋准备接着了，我说："真棒，你咽下去了，我还等着接呢。"然后他说："我咽下去了，全咽下去了。"我说真好，他挺高兴。

贺老师：对，家长也应得到表扬。

家长：现在他好多了。以前我还担心呢，公交车上啪啪乱甩，该怎么办呀！

贺老师：慢慢地，他就知道在家里挑战底线，在公共场合他会稍微收敛。

家长：现在挺好，完全遵守规则了，但不知道他是偶然遵守还是能够一直遵守。

总之，随着孩子能力的提升，他的这种遵守社会规则的行为，会逐渐地常态化，变成他的自主意识下的行为。而且，他在这种行为中，得到了赞赏、乐趣、融入社会的归属感。他所得到的和表现出的行为，完全符合马斯洛需求层次理论，所以他不会轻易地改变这种行为方式了。

○ 道德进化期

道德进化期就是孩子进步到有一种道德和自我约束的能力。这个时候，他做事首先会思考符不符合社会规则和道德感。即使没有人监督他，也会考虑一下，做这件事情是好还是坏。如果做好事，他会得到社会的认可。如果做坏事，不仅会被发现，而且自己还有一种过意不去的感觉。因为当人的能力提升进化到这一步，他会有一些社会价值感，就是能够做一些好事，让自己比做坏事时更愉悦、更开心、更爽快，证明自己更有能力。

所以，到这个时期孩子就有一种约束能力，还会用这种约束自己的道德标准去对照别人做得对不对，会去评判别人。评判别人的标准有可能会高于对自己的约束。建议家长或教育者，不要去纠正他、指责他。当他评判别人的时候，我们往往会说你刚才做得不对，去纠正他、教育他。但他的转化还有延续，他会随着转化的步伐自己去反省、自己去判断、自己去感受、自己去体验，然后达到一个更高的道德感。

这个时期建议家长要强化孩子的约束能力。当他评判别人的时候，我们要找到他过去做得好的地方，去放大、强化，让他在得到认可的同时，更加坚定自己的信念，稳定地、自觉自愿地约束自己，巩固已有的成果。

第十章　智力学习阶段

　　智力学习阶段其实贯穿在所有阶段当中，但到了转化后期的时候，孩子才会在智力学习方面更加突出，速度明显加快。孩子会有意地去训练自己的思维，提升思维的长度、宽度，甚至还要提升它的厚度——有些问题他会从不同的角度去思考、去证实，然后去拓展，逐渐形成立体的思维。

　　潜能自然回归法就是先修整不符合发育常规的不良短程脑神经网络，建立信息完善的信息通道，回归正确的认知发展顺序，避免传统的行为强化训练法"叠床架屋"的错乱后果，为成人期留下无法抹去的孤独症（及谱系）痕迹。

　　这个阶段对于思维的逻辑性，孩子是非常在意的，一定要运用逻辑。过去认知的事物，在这个阶段他要用逻辑对这些事物进行解释，去探究内在规律。如果找不到它的规律，他就会进行类比，也有可能去请教大人。而且，请教完之后，他还会去验证大人说得对不对，是不是那么回事。这对促进他的思维进一步发展和提高，非常有好处。

　　智力学习不是教出来的，而是他能力达到的时候自发的。关于这个阶段，有一段贺老师和家长的对话记录如下：

　　家长：孩子前两天拼了一个图后说他拼了个地铁。我看着拼得挺像的，您看一下（给贺老师看手机里面的图片）。我吓一跳，他怎么知道地铁是什么样的？

　　贺老师：这就是进步。

家长：我问他在做什么，他说他拼了个地铁，后来还把轨道摆完了，又在边上摆好了墙。

贺老师：这就是思路打开了，明白了吗？

怎么具体帮助孩子智力学习呢？我们通过游戏来提升智力，如拼装游戏、假想游戏等。拼装游戏可以在前期进行。假想游戏要在孩子比较有想象力了，他的认知图式更加丰富的时候再进行。然后，孩子就能够做一些智力游戏了。

○ 拼装游戏期

拼装游戏期属于智力发展的一个阶段，也算智力发展的萌芽期。拼装游戏期的特点，首先是孩子开始对拼装游戏感兴趣，其次是尝试着去拼装、拼插。以前，孩子对这些没有兴趣，甚至家长教他，他也不愿意去看。现在，孩子愿意自己琢磨，去看、去对接，拼装完了之后还要自己欣赏，哪怕不是特别好，他也会很欣赏自己的作品。

这里要说明一点，孤独症（及谱系）儿童往往对细节特别关注和敏锐，这是他们的神经类型所决定的。因为他们能够从细节中得到提升，得到外界的好评，也就得到一种安全感。他们很容易陷入细节，追求完美，导致兴趣狭窄，这也是他们获得安全感最容易的方式。所以，对于还没有脱离兴趣狭窄和刻板行为的孩子，千万不要以为孩子在拼图和乐高上面表现出的专注和特长是一件好事。在这个阶段，这种超常的能力反而会阻滞孩子走出狭窄、摆脱刻板，阻碍孩子的进步。

拼装游戏期乃至后面的一系列时期，是智力发展的一个分支。当孩子成长到一定程度的时候，他开始学会拼装。要注意，这里说的学习是他转化过程中的自我学习能力，是主动意识下的学习，而不是传统干预方法去教他学习，这就违背了孤独症（及谱系）儿童的学习类型特征。

正常儿童的学习也是要分类型的，所以孤独症（及谱系）儿童也要分不同的类型。但大部分孤独症（及谱系）儿童希望自己发展自学能力，而不要别人去干扰。当家长或教育者一定要教他的时候，他会拒绝，甚至会屏蔽。你教他怎么拼装，他非不照你教的那样去拼装，即使他失败了，又哭又闹，他也不会听你的。

　　建议这个时候的家长和教育者不要去干涉他，而是要尊重他，让他自己去体验、去拼装、去尝试，哪怕失败，也会让他在失败中学习到怎样拼才是对的。我们管这种失败叫作试错学习。当他把错误的方式都差不多试了一遍的时候，他总能找到一种正确的方法。这种方法与家长或老师教的是完全不一样的。当我们教他的时候，他是不往心里去的，你掰着他的手放上去，他也不看。当他自己通过各种方式试出来，他会觉得特别有成就感、特别开心。这就证明他的能力是他自己发现的。所以在拼装的过程中，要给他试错的时间和机会。而且，他试错的次数、试错的时间会逐渐减少。随着他能力的提高，试错的能力会迁移到不同的事件上，到后来往往会一次成功。在这个过程中，随着他的正确率的提高，他的自信也在不断地提高，他的认知图式也在发生改变。前期，他一直在做各种准备。此时，他开始更多地关注、借鉴周围的人做同样事情的要领。如果老师或家长像对待正常孩子那样地教他，他也能够逐渐地接受了。但要提醒家长的是，仍然不要急于求成、拔苗助长，要顺其自然。潜能自然回归法的核心就是自然。这里要掌握的度是，就孩子当时提问的知识点给予回答，可以举浅显易懂的例子，但不要做新知识的延伸。相信孩子在兴趣的驱动下自己会延伸。

　　讲一个高学历家长的笑话：一个上小学三年级的孩子，问他的教授爸爸一道应用题的解法。这位教授讲来讲去，最后讲到微积分。从此以后，孩子再也不敢去问他了。

　　我们经常讲的认知就是人类自我总结经验的能力。这不应该是把做动物认知实验时得到的刺激—反应的结果，直接套用在孤独症（及谱系）儿童的身上去进行干预训练。

　　动物似乎不可以叫作认知，可以叫作学习过程。因为认知是人类对于一个事物的分析、解释、接纳过程，动物是做不到这一点的。动物只能重复刺激一反应的学习过程。行为主义的训练方法仅停留在表面上的反应，把教孩子认卡片、拼积木就叫认知了。

有些家长可能会说，孩子以前就喜欢拼装。以前喜欢拼装的孩子，说明他已经成长到这一步了。当他还没发展到这个阶段的时候，一般的孤独症（及谱系）儿童对拼装都不感兴趣，除非个别的偏高功能的孩子，他可能在还没有康复转化前就喜欢拼装。但这种拼装是一种机械的、固定的拼装，就是每天几乎都在拼差不多一样的东西、一样的形状。而且，还有个别孩子要按照图来拼，没有图，他也拼不了。

在这个阶段，这类孩子会有什么样的区别或者变化呢？个别高功能的孩子到了这个阶段，他会甩开图纸，用自己的想象尝试拼装出不同的形状，并且给它赋予不同的故事和内容，去解释、去欣赏，乐在其中。家长想给他指点，但他不接受，只欣赏自己的这种拼装过程，以及最后的结果（即使不怎么完美）。高功能孤独症（及谱系）儿童往往在某些方面有超过一般人的想象。

那么，针对这个阶段的孩子，家长应该做些什么？家长或教育者应该去鼓励他、等待他、欣赏他的拼装过程，而不是急于要结果。即使他拼得非常难看，或者非常简单的东西，他半天也下不了手的时候，也请家长或教育者不要插手。家长以为帮他一把，他就知道了，就学会了。但如果他没有自己经历这个思考过程，下一次他还是过不了这一关。同时，一般成长到这个阶段，孩子是不愿意让人插手的。一旦有人插手，他会认为是对他的否定，不管是家长还是教育者、旁观者，他都是不接受的。家长不能在旁边说"你拼这里啊"，或者说"你快拼啊"，此时也不能催促他。当他停下来的时候他是在思考，需要教育者或家长去解读他，"我们还要思考一下"，而且还要耐心地等待。即使他半天都没拼出来，教育者或家长也要给他一个台阶，说"我们去吃点水果吧""我们待会儿再拼吧"等，而不能说"你拼不出来就算了吧"。这种放弃的话是不能说的，而是要给他一个台阶，让他赢得一个时间和空间，让他去思考，让他去酝酿。

○ 假想游戏期

假想游戏期包括模拟游戏期。孩子此时具有一定的想象力，而且随着课程的康复，他的想象力会越来越丰富，包括平面的、立体的，甚至是家庭的、学校的、学校以外的，他都有可能去想象。

假想游戏就是拿着一种玩具，孩子可以根据外形或质地进行联想，并拼装出另外一种东西，赋予它一些功能；也可以拿着一个象征性的东西来做游戏，并赋予这种游戏一些意义，想象出一些故事情节。角色扮演也是假想游戏。孩子不会局限于某一种玩具，固定一两种玩法，而是将同一种玩具玩出各种花样，还可以在属性上做一些变化。但这种变化不是凭空想象的，它会有很多的相似度，互相之间有着联系。

而且，一个很普通的玩具，孩子都能通过想象玩得很开心。比如，一个地球仪坏成两半了，有的孩子就扣在头上当帽子，还有的孩子翻过来当锅，有的女孩就当浴盆，给洋娃娃洗澡，等等。一个很普通的玩具，不同的孩子或者不同的情景，他们都会模拟出不同内涵的游戏。有的孩子还会组装，如军舰、太空船，但这些玩具都是很普通的拼插玩具，他们都能想象出来，而且手里拿着一根棍，他就想象出很多种不同代表意义的事物。这些都是假想游戏。

同样都是乐高玩具，有的孩子可以把它拼装成高楼、军舰、空间站，甚至科幻故事里的人物、动物、角色，有的孩子可以凭空想象出一个科幻的角色来，而不都是动画片里出现的。一个小方盒子，孩子可以把它立起来，说是个电视，倒下去说是个箱子，同时他还可以把它想象成很多种类相似的物件来做游戏。

这个阶段的孩子就开始有想象、有假想一些事物的能力了。通过课程，他内心的想象力逐渐发展，最后会越来越丰富，并且能够把自己假想的这些东西通过讲故事或拼装表达出来。

有的孩子还会假想一些人物，如自己身旁的孩子、老师、洋娃娃及动物的模型，他都可以想象在一个场景中进行交往和互动，这就是假想游戏。这个阶段是发展孩子丰富想象力的阶段，家长需要去鼓励、去支持。特别要强调一点，刚开始的假想游戏，有可能会风马牛不相及，建议家长和老师不要急于纠正他或给他修正。孩子还不太能够接受外界的干扰和他人的指导，而且还时常沉浸在他的想象之中，纠正不仅起不了作用，反而会扰乱、打破他自己还不是特别成型的想象力。任何的指导和纠正都有可能适得其反，所以建议老师和家长，即使他想象的一些细节不是特别符合事实，也要尽量进入他的内心和他的角度，去观察问题、思考问题、想象问题。比如，他说某一个东西像什么，家长站在另一个角度看一点都不像，但如果家长马上给他否定了，没有想到站在孩子的角度看，就会给他造成影响。所以不同的角度，事物的真相表现出来的可能是不一样的。家长不要急于去纠正，而是要多多地站在他的角度和他的思维水平去理解他、支持他、鼓励他。

那么，家长要做些什么呢？家长或教育者要赞赏孩子。这个时候的赞赏是非常重要的。刚开始，我们不太理解他的意思，会觉得这个东西一点都不像，但是要等孩子来讲，当他把赋予的故事讲出来的时候，我们就会发现相似度还是很高的。而且，他会随着回归课程的推动，不断提高想象力、表达能力，使他的故事内容的相似度也逐渐提高。

所以，家长和老师是要赞赏的："哎哟，还真有点像，真有想象力。""妈妈都没有想到。""老师都没有想到。""老师向你学习。"用这种语言去赞赏、肯定、夸赞，可以巩固他的这种假想，并且推动他的假想向更高一层、更深一层发展。家长不能说"你这弄的什么东西呀"或者"你再加一个东西就像了"。其实，家长不要急着纠正，他在讲述的过程中，自己往往就会发现需要加某一个东西来补充、完善相似度或者体现它的意义。就算这次没有发现，讲述完了之后，下次他再玩这个游戏的时候，他就会深化和完善。这时候，孩子的假想游戏表面上看是想象力越来越丰富、越来越完善，其实是孩子的认知能力在迅速地提高，认识图示在极大地丰富。

孩子做这种假想游戏除了用拼装玩具，可能还会用画画或者沙盘。我们经常在课堂上发现，一种东西本来不是做那个的，甚至都不是玩具，孩子会把它拼装到另一个东西上面，然后把故事一讲，我们再看他做出来的东西，就会发现特别合适。而且，他有可能每天都讲一样的故事，但是故事会越来越丰富，口齿会越来越清晰，拼装的东西或者假想的替代东西也越来越具象化、清晰化，画画也更清楚了。他会逐渐去完善某一个自己创造的故事，直到他觉得满意为止，然后再向下一个新的游戏开拓。但也有可能他这一段时间同时开发一两个游戏，而且每个游戏都更加丰富、更加完善。

◎ 智力游戏期

智力游戏期是比较高级的阶段，孩子愿意接受游戏当中的固定规则，并且这个游戏的规则需要开动脑筋、运用逻辑思维才能达到和完成，取得一个比较完美的结果。

这个时候，孩子的专注力已经很好了。他的意志力、战胜困难的能力、抗挫折能力，都有比较稳定的提升，达到了比较高的状态，善于去挑战不同的智力游戏。有时候，他还会找对手，互相挑战，也有和老师比拼的、和同伴相互较量的，还有去找能力比自己更强的人挑战的。其实，他是想在这样的过程中，细心地找到自己和别人的差距，然后巧妙地把别人的强项学过来，丰富自己。能从中吸收多少，就要看他的转化程度了，他自己会去选择。通过智力游戏期的孩子，今后在学习方面、智力方面，就开发得比较好，不至于厌学、怕困难，或者拒绝学习，更不用请"影子老师"来陪读。孩子通过了主动挑战的过程，像刚进入融合教育后，那些常见的厌学、注意力不集中、学习障碍（听不懂、记不下来）等情况基本上可以避免，而且孩子本身愿意去挑战，愿意去获得新的成就，学习新的知识，自我突破并达到新的高度。激发潜能到了这个时候，终于有了具体的体现，并且逐步成为孩子前进的动力源泉。

智力游戏期比前面的假想游戏期更加完善，孩子玩的游戏难度会更高。比如，一些智力闯关游戏、需要跟别的小朋友互动的游戏，或一些需要提前组成团队、相互协调的游戏，它们往往包含手眼协调、手脑协调、思维分析等能力要求，孩子要一步一步地去闯关，还要用手去完成。这些能力不但得到了锻炼，精细程度也在不断提高。另外，这些游戏里还包含很多规则，他还要去遵守规则，完成每一关的任务，达到比较标准的状态。孩子刚开始是不遵循规则的，然后是尝试性地去做，最后逐渐学会遵守游戏规则，而且能够达到游戏一定难度的要求。

随着我们的课程一步一步地给孩子完善，当他达到假想游戏预设的难度时，他不会满足，会觉得天天玩假想游戏太"弱智"了，想有更高的挑战。这个时候，如果教育者去引导他的话，他就会接受。在此之前他是不接受的，老师要是教他有难度的东西，他马上会很不高兴，然后不再理睬，闷头玩自己手里的东西。现在，他会逐渐跟着老师的节奏和要求去完成，逐渐符合游戏规则。

有的家长这时候会说："我给他买一些智力玩具在家玩怎么样？不就能够锻炼他了吗？"家长自己给他买个玩具在家里玩的话，可能刚进入智力游戏期时还可以。但孩子刚进入这个时期，还没有完全康复到一个正常儿童水平，他玩一两次就会烦了，因为在这个阶段他需要的是玩同龄儿童的社会化游戏，如果天天就是跟家长玩，他面对单调的游戏成员组成已经不再满足，他需要去参与集体的游戏，或者需要那种在完成老师交代的任务后，通过得到赞赏所带来的成就感。而且，在这个过程当中，他还需要我们的课程给他技巧性的支持。每一步提出的要求要适当，如果我们的要求高于他能达到的程度，就可能会让他退缩，使他止步不前，消耗了他的自信心，减缓他能力提升的步伐。如果提的要求低了，他也会觉得没意思，所以这个度的拿捏是很需要技巧的。家长掌握不好这个度也不能很好地引导他。而他在课堂中，看见别的小朋友在玩，出于好奇、好胜心的萌发，他经过仔细观察后，便有一个模仿的心态，他才会对这件事感兴趣。当他交往的欲望和自我评价达到一定程度时，他感觉自己具备了归属的条件，于是他就产生了从众心理。从众心理是社会交往很重要的一个组成部分，因此他不会满足于在家里玩游戏了。

很久以前曾经有个家长，一看孩子在我们的课程中进步特别大，他就说："贺老师，我这么远送孩子过来上课也不方便，而且我们也不是天天有课，那不上课的时候，我在家里也让他玩。我能不能把你们那些玩具等设备都拍个照片？"贺老师说可以。拍完了之后，他就给孩子办了一个同样的幼儿园，招了很多孩子来陪他的孩子玩。大约有3个月，孩子都没来上课。结果3个月之后，孩子又回来了。家长说："贺老师，我这么做不行。你说的是对的，家里同样的玩具，他就是没有兴趣玩。而且，他跟别的孩子是不合群的，因为其他正常儿童会给他压力。"贺老师说："是的，我一直就跟你这么讲。"他说："我现在才明白你的意思，还真是我错了。"所以，从此以后我们就不提倡家长照着我们的玩具、器械去买。因为我们的课堂环境，家长在家里是创造不出来的。

我们这里的孩子，能力各有长短。每个孩子到了这个阶段，都在互相比较、互相挑战，同时在淘汰自己的弱点，提高自己的优点，就像"找呀，找呀，找朋友"的游戏那样，不断在尝试。而在家里，家长招进来陪着融合的都是正常孩子，普遍能力都比自家孩子强。这样自家孩子面对的几乎都是压力。所以，孩子在那种环境中，只能增加压力，不能得到进步，因为孩子在这个阶段还没有完全达到融合教育的能力水平。而潜能自然回归法系列课程，正是一步一步在搭建进入融合教育、最终融入社会的必要台阶。那种把孩子生硬地丢进普通学校的融合教育，是很难达到融入社会的目标的。这就是为什么孩子表面上强行融合了，却又被反复强调，要终生干预训练的原因。如果家长想要自己的孩子摆脱终生干预训练的魔咒，就应该让孩子回到我们课堂来，继续接受潜能自然回归法的教育转化课程。看到这里，家长应该明白了吧？

其实，我们的玩具和器械没有什么特殊性。特殊性在于我们的课程，在于我们上课的老师，这些玩具其实只是一个小小的载体而已，并不是我们课程的核心部分。玩具只是一个让孩子能够参与的媒介，贯穿我们的课程。所以，我们的老师每天都要培训，面对每个孩子每天的变化，我们还要经常做微调，去调整课程内容。随着孩子成长到不同阶段，再结合最近这段时间的表现，我们会调整对他的态度、说话的语气，以及说话的频率、说话的技巧。

智力游戏期，家长仍要做好配合。家长不要以为为难一下孩子，对他有好处。恰恰相反，这个时候家长要甘拜下风，向他学习，以便让他提升得更快，获得更强的自信。有了更强的自信，他以后才能够有抗挫能力，而不是像那些传统的教育所说"从小就要给他打击，他长大了才能有抗挫的能力"。恰恰相反，从小的打击让孩子的自信根本就产生不出来，被扼杀在褓褓中。所以，我们要先鼓励培养他的自信，今后才有抗挫能力。

没有一点都不自信的人还能有抗挫能力，而是有了足够的自信，他才能自然而然地产生抗挫的能力。这个自信已经不是盲目的自信，而是真正的、满满的自信。所以，老师和家长要示弱，说"哇，你好厉害呀，你是怎么想到的呀？我都不知道，你教教我吧"（此时可以适当延伸和挖掘），或者"老师今天向你学习了"。这个地方的示弱跟前面不一样，不是要单单装得弱。孩子会被激发得毫无保留地、绘声绘色地讲述刚才的那件事情，甚至还会修正、提升刚才不完善的地方，可能会达到一个新的高度。家长、老师就是要在他那些偶尔展现出来的、有突破的点上示弱，说向他学习。如果家长觉得示弱效果好，就一直表现得非常弱，孩子也会觉得没有意思，觉得拿他当弱智看。所以，要有分寸地去示弱，提供一些向他学习的机会、夸他的机会，也就是假装不太知道。但在有些时候，我们家长还可能真的要向他学习。他的创造性有可能比成年人还要强。这个时候，家长不要碍于面子，说"我知道，就是考验你的"，而要甘拜下风，要兴奋，表示对他的赞赏，有助于他发展得更好。

○ 学习养成期

当孩子已经成长得很好了，他就开始养成学习习惯，这要上升到一定程度才能达到。为什么要养成学习习惯？很多家长认为可以上了幼儿园以后再培养，或者去某个机构再培养。我们训练的目的就是要让他上幼儿园、上小学，如果我们没有让他养成一种学习的习惯，到校园以后，他就有可能落后。孩子虽然什么都会了，嘴也能说了，但是他还没做过。到时候，老师可能会说他"什么都知道，就是不干活，就是来捣乱的"。所以，我们要培养他养成一种好的学习习惯。他的特殊性要求他必须在入学前把习惯养成，因为上学后人际交往的压力、学习的压力都很大，他不可能在那种情况下养成学习习惯，而且还可能因为学习把他击垮。学校里没有经验对待孤独症（及谱系）儿童，而我们是最专业的，所以要在我们这里培养他的学习习惯。那些到了学习养成阶段的孩子天天就喜欢上学习课，学得可认真了，但是没达到之前，我们会看每个孩子的状况，主动给他升班，将他升到学习习惯养成的班里。

学习养成期是我们课程后期，孩子接近正常入学条件的时期，属于特有的一个组成部分。我们要给他上学习课。这种学习指的是文化课的学习和习惯养成，前期主要是教会他熟悉学校的社交规则，还要让他体验到学习当中能够认识到新的东西，能够获得快乐、获得成就，逐渐养成对学习的兴趣，爱上学习。而且，他每次做对了题的时候都会非常开心，还会让老师"再给我出题吧"。

回到家里，家长不要盘问做了几道题、做的什么题。孩子会觉得家长怀疑他，觉得他做的题还不够多、做得不好。他们太敏感了，家长要求他做几道题，还要求他的正确率，家长累，孩子也累，还伤了自尊心。

因为我们在这个过程中，不是给他很多的题去做，而是根据他的程度，尽量提高能力。在老师的引导下，孩子能够获得一个一个的成功、一个一个的进步，攻克一个一个的小山头，然后逐渐接近那些较高的山头，最后达到更高的山头，让他有一种不断登高的感觉。这种感觉是从内在的自己努力、自己探索及跟着老师探讨、探究共同获得的。而且，他后期能学会自己探索、探究。不懂的地方，他还可以提出问题问老师，学习的主动性逐渐也养成了。

这就是心理暗示。暗示什么呢？明天会更棒！今天不一定特别棒，但他认为自己特别棒，明天又进步一点，他又认为特别棒，他每天都在一种冲浪中前进。这就是我们老师的技巧，家长要学会。

前期，孩子的书写不一定很好，我们不会去纠他的书写错误，而是到了中后期偶尔说"你这个地方写得很漂亮"。在他学会正确内容之后，还获得一个信息：写得漂亮会有另外的夸奖。所以，他更进一步地完善自我，不仅内容越来越正确，书写也会越来越漂亮。建议家长不要过早纠错。家长往往有一个不好的想法，即一学习就得养成好习惯，就得书写工整，要不以后就纠正不了了。

但想让孤独症（及谱系）儿童跨出第二步，必须先跨出第一步且站稳了，才能跨出第二步。第一步都还没跨出来，就把它扼杀在摇篮中，孩子就不敢前进，只能裹足不前。再让他跨第一步的时候，难度会增加。所以，首先要让他跨出第一步，然后才可能有第二步，最后才可能往上走。建议家长不要过度要求完美，才会有孩子逐渐达到一个相对完美的状态。

家长不要主导孩子的学习，这个阶段仍是以兴趣为主。家长是跟不上孩子的节奏的，因为他的思路是跳跃的。家长非但跟不上他，还会让他得不到满足。也就是说，家长每天很费力地想要跟上孩子，结果还导致他出现"吃不饱"的现象。为什么呢？他兴趣点不在这里，家长主导他、引导他，他的兴趣就没有得到满足。孩子本来可以成长 10 分，家长非要去左右他，导致他只能成长到 6 分，4 分就浪费了。这 4 分本来就是他用来给自己感兴趣的东西的，家长规定他学习的东西，那么他学的时候是根本不过脑子的，所以这部分他根本就没有学会，同时还惦记着自己感兴趣的东西。家长只要配合他，他今天能成长到 10 分是 10 分，明天能成长 10 分又是 10 分，后天又是 10 分……每天尽量不打折，家长也不累。家长累就累在非得要去理解他，他就存在"吃不饱"，因为他思维跳跃，家长还在说刚才那件事，他早想别的事了，家长的干预影响他的空间。家长不必刻意走入他。孩子如果感觉到对方愿意理解他，他就会敞开心扉，畅所欲言，就会让对方走入。而强行走入，他就会跳跃，家长根本跟不上他的节奏。这个技巧一定要掌握，让孩子得到更多的成长、更多的空间。事情就这么简单，孩子满足了，他明天进步就会更大。

经过 2 ～ 3 年的训练后，孩子一般就可以正常上学。有的家长说，训练 3 年以后孩子的智商肯定也提高了，因为他成长了 3 年。我们说"不一定"，因为过了 3 年"分母"也会涨。智商是他现在的智力程度除以该年龄的智力水平，所以孩子成长了 3 年，如果智商没提高，分值同样不会提高，如果智商下降了，分值还会下降，跟年龄没有直接关系。孤独症（及谱系）儿童就是智力发育跟不上年龄增长，所以智商是随着年龄下降的。我们一般支持他开始康复转化以前测智商，在我们这里康复 3 年以后再测智商，并收集了这些智商的测量数据。但中途不要去测智商，因为老测智商对孩子来说会造成影响，他也不配合。他的配合与专注力和兴趣有关系，这两点也需要逐渐提升。孩子的目标也有问题，测智商的时候，他没有目标感，认为是给他布置的任务，而且没有目标感就没有任务感，他心里觉得测智商和自己没有关系。这些都得逐渐提升，然后再提升学习兴趣，测智商才有用。

○ 学习达人期

什么叫学习达人？就是该玩的时候玩好，该学的时候学好，而且会接受挑战，在挑战中感到乐趣。我们这里的孩子到了学习达人期，在学校就可以把作业做完。要是没做完，他会说："我还有几道难题没做完，妈妈你先睡吧，做完了我自己睡。"妈妈说："今天自己给自己规划，必须把这道题做完了。"而且，他要做的一定是个难题，会挑战自己。

资料显示，国内外尚未有机构可以像我们一样教育转化出可以独立上正常学校、幼儿园的儿童。我们总是叫家长不要担心，我们都是有规划的，相信孩子可以转化成正常儿童。很多家长刚来我们这里的时候，别说转化正常，孩子能够说话就满足了，正常交流想都不敢想，都说"我家孩子真要那样就让我太不可思议了，我就觉得他现在什么都学不了"。我们经常对家长说，现在你就是要允许他什么都学不了，他才有可能达到什么都能学的程度。贺老师以前是小学教师，专门研究过孩子的学习心理。怎么才能让孩子喜欢上学习呢？其实这个很重要，经常的情况是，孩子不喜欢学习才学不会，既不是脑子笨，也不是智力问题。贺老师的获奖论文《如何以非智力因素去影响孩子智力因素的发展》就是谈这个问题的。这篇论文中的非智力因素，就是孩子的兴趣、爱好等。孩子喜欢上学习后，就可以促进他智力因素的发展。因为他参与了，他的学习兴趣、目标感、克服困难的意志力、成就感、归属感等，都得到了提升。他由此就更加喜欢学习了，他的智商自然而然就会跟着得到提升。所以，接受潜能自然回归课程的孩子，智商都会得到提升。

第十一章　自由人生阶段

　　只要把前面的阶段完成了，孩子自己就可以达到自由人生阶段。前面的发展得到完善，他就能有一个好的人生。再往后的阶段是专门关于学习的，有的家长会在我们这里继续完善孩子。但大部分家长一般到了这个阶段就觉得可以了，就离开了我们的课程。那些留下来继续完善剩余阶段的孩子，最后有的上了重点小学，有的被好几个著名重点中学点招，还有的能够自己选择心仪的学校。我们这里有考托福到美国留学的孩子，还有到美国做交换生的孩子，后来他们暑假还专程回来看我们。他们来的那天，其他家长看见了，眼睛都亮了。还有一个曾经有社交障碍的孩子，在我们这里上过一段时间的课，最后随父母去了瑞士。瑞士人说的语言比较多，这个孩子去了之后掌握了四门外语，还能够在那边组织小朋友聚会，成了当地的社交孩子王。

○ 自我规划期

　　康复成长到自我规划期的阶段，孩子已经有了自己的目标，开始规划自己眼前的、今后的事情。当然，我们主要是规划眼前的事情并完成，但是今后内心也应该有一些隐隐约约的高一点的要求。这种高一点的要求可能不是特别清晰，但有一点是清晰的，即希望自己今天比昨天好，明天比今天好，每一天都想有一些提升。这种规划也许不是特别明确，但是它会逐渐变得越来越清晰。

我们经常有康复毕业的孩子上学之后当了小队长，竞选班长，还有做大队委的。有的孩子小升初，被几个重点中学点招，他自己做的选择，选择了自己心仪的学校。还有个孩子想出国，自己考托福留学。家长跟他说不要把自己累着了，但他说要靠自己的努力考托福出国，不要家长的钱。因为家长告诉他，都已经给他存好了钱，不想让他去参与这种竞争。妈妈不知道他早已经规划好了，感到有点害怕，就打电话给贺老师，让贺老师跟孩子谈谈。孩子过来之后，贺老师给他做了一些巩固，然后聊开了。他就是要凭自己的实力去参加托福考试。他说考没考上，都是自己应该承担的。最后，这个孩子还真考上了，然后去留学。后来，家长反馈的消息是非常好的，他能够跟房东相处好，还能够规划自己的学习和生活。

○ 自我实现期

当孩子康复到自我实现期，他就已经成为正常儿童中的一员了，可以实现自己的梦想。但也不是说他超过了正常儿童，只是可以跟正常儿童一样去规划自我、实现自我、完成梦想。这当中他也可能会调整梦想，结合自己的实际情况，不断修正、不断努力、不断完成。总之，他已经不是一个没有自信的孩子，不是一个畏缩不前的孩子，不是一个总觉得自己不如别人的孩子，更不是一个觉得自己另类的孩子。因此，他会像别的伙伴一样去规划自我、完成自我、实现自我，包括生活、学习，乃至今后的工作、家庭及子女等，他已经完完全全地进入了正常人的行列。

这里要强调一点，在教育转化的过程中，我们没有给孩子贴过任何标签，除了当初他到医院被诊断为孤独症（及谱系）儿童的时候，可能让他有一段短暂的、不愉快的记忆。而且，当他被诊断为孤独症（及谱系）的时候，他的感官是屏蔽的，所以他留下的印象不会影响到他很深、很久远的地步。

所以，我们这里快乐的回归体验，可以让孩子完完全全地实现自我的价值和理想。

家长带着孩子来咨询或者约谈的时候，我们都要求先将孩子带出去，不能让孩子听见我们在谈论他。很多人都说我们这里的效果这么好，为什么不联系一下媒体呢？因为媒体都是需要孩子出镜的，所以为了保护孩子，我们一直没有接受媒体宣传。我们的课堂也是不让参观的，很多新来的家长看见上了一段时间课的孩子转化得不错，想去了解，我们也是不支持的。但在上下学时碰到家长了，我们也会逗逗孩子，但不会当着孩子的面，问家长孩子过去的情况。

一个很早之前从我们这里毕业的孩子，他留学回来后来我们这里看望老师。当时正好有很多家长在，而且之前就跟他们讲过这个孩子的例子，所以家长们都对他很好奇。我们就提前告诉家长，可以跟他聊天，问问在国外的学习和生活，但是不能问过去，特别是过去在我们这里的情况。

我们要做的就是全方位地保护孩子。毕业的家长、学生很多都会回来看望老师，或给老师打电话，但我们从来不主动找他们来现身说法。

○ 快乐人生期

快乐人生期就是孩子回归后的事情了。今后，整个人生，他们都是以快乐为主旋律的。这里的快乐并不是说他们以后就不会遇到烦心的事情、糟心的事情，也不是说他们不会遇到困难，而是在他们遇到困难的时候，他们能够想方设法不屈不挠地努力、克服、战胜，每一次渡过难关之后，他们都会有很多的快乐体验。

因此，我们把他们今后的人生称作"快乐人生期"。他们不会过分悲观，也不会遇到困难就被困难压倒，而是以战胜困难为乐趣。他们会体现自己的价值，是一种通过奋斗、克服困难、战胜自我从而获得快乐成功的体验，实现自己梦想的人生。

此时的孩子，随着成长，终将有一部分人进入到追求自我价值实现这一最高需求境界。在帮助他们实现这一步的过程中，我们将激发潜能贯穿始终。所谓激发潜能，就是以唤起孩子的主动意识下的行为作为目标。这是与各类传统的干预训练法的分水岭。

写在后面

★　★　★

　　本书最后还需要强调的是，书中的各个阶段都对应着经过潜能自然回归法训练的孩子出现的状况，如果不是经过教育转化的孩子，不要去一一对应。当然，没有经过我们训练的孩子也不会出现这样的阶段性，不会这样一步一步地走过来，走向正常。但就算面对没有经过我们方法训练的孩子，文中提到的处理方法和处理思想，家长也可以借鉴。没有课程的主导，孩子肯定不会完全转化，但至少从孩子的角度出发，家长借鉴着去做了，就比不按照我们提到的处理方法去做，孩子的感受上要好很多。当然，我们不断重申的那些错误的训练方法和家长试图自己训练孩子都是不可取的。

　　有一些传统方法的拥趸可能觉得这一切都是不可能的，但这就好比火车刚出现的时候所有人都在嘲笑，特别是马车夫。西班牙舰队出现在美洲原住民面前的时候，原住民的状态是蒙的，因为超出自己认知的东西，人们往往是不接受的，特别是挑战到自己地位的时候，人们更不愿承认。人们知道自己不行但又无力列举成功的案例反击的时候，就只能通过嘲笑来麻痹自己，同时期望能够麻痹其他人，所以火车出现的时候马车夫是嘲笑得最厉害的。当一件新事物大大超出自己认知的时候，人就会像美洲原住民一样蒙。

　　自古每一样事物，都是经过不断改进才能流传到今天。每一个改进它的人，都是通过学习外加自己的实践和自己的思想，才能够去提升、去改进。我们都说大学的学习是自学，这个自学不是说自己把课本看一遍，而是自己结合课本的知识体系框架，结合自己的实践及研究方向，配合着去查阅相关资料，是自我总结提升的过程。如果只是学，那么就会每传一代流失一点，那么多工艺、技术都是这样失传的。不是突然断代，而是每一代流传的时候，师父只能传给你80%，剩下的20%只可意会不可言传，徒弟如果只接受80%，那么传到再下一代就只剩下64%的东西了。那些传统的训练方法也是一样，不管创始人创立这个方法的时候有多好，只是照着书本传播，很多只可意会的东西，非要有人将其具象化，变成条条框框，那么在传播的过程中遗漏的东西就会更多。很多人就是学了这样的方法，操作几十年都没有成功的案例，最后对别人的成功也进行否定。

曾经一个著名的问答网站有一个帖子，说一个人是从国外留学回来的，能够使孤独症患儿康复，用的方法是打孩子。下面有人跟帖反驳，认为打孩子肯定是不对的，但是反驳的方式有点让人哭笑不得。

他是怎么反驳的呢？说打孩子的方式不是国外的方法。这个人的意思是，传统行为强化训练方法都是国外引进的，其中没有打孩子这一条。这看似没毛病，但是深入一步想想，他的意思是，国外若是有打孩子就能让孤独症（及谱系）儿童康复的方法，那咱们也应该学习了？这也从侧面反映出，传统方法拥趸的心态和思维模式。

正如开篇所说，我们不怕任何质疑和比较，要拿事实去比较，而不是用"我"以为、"我"觉得、"我"认为、以"我"的经验……教育孩子也是如此，如果一切都从"我"出发，而不是从孩子角度出发，一些敏感的孩子就会出现偏差。

可能很多人有疑问，阶段性康复好像也没有做什么，孩子自然而然就好了，世界难题怎么可能这么轻松就得到解决呢？首先，有些东西是大道至简，写出来的就是让家长尽量去掌握的，背后的原理及我们的方法，家长在进入这一方法之初，在配合之中，是暂时还不需要了解的。其次，就像在前文提到的那样，家长配合只占其中的一小部分，主要的工作还是在课堂中去完善，家长只是配合辅助，去完成需要家长完成而老师不能替代的部分。然而，对于大部分孤独症（及谱系）儿童的家长来说，你们需要做的是"减法"，而不是在家里给孩子加码。

那么，为什么我们写了家长的配合，而不写我们的教育转化方法呢？因为写出来的东西是要负责的，就是要有效的。在我们还不能保证我们的方法通过文字形式传播，别人照着做同样有效的时候，写出来是不负责任的，所以我们只写了这么多年对于孤独症（及谱系）的研究和家长配合的方法，从而尽量帮助更多的人。

贺永红　贺胜　黄伊立
2023 年 8 月 5 日于北京